## Institutsangaben der Expertengruppe

[1] Universitätsklinikum Jena der Friedrich-Schiller-Universität Jena, Klinik für Anästhesiologie und Intensivtherapie
* Leitlinienkoordinatoren
[2] Knappschaftskrankenhaus Recklinghausen, Klinik für Anästhesiologie und operative Intensivmedizin
[3] Universitätsklinikum Erlangen, Neurologische Klinik
[4] Universitätsklinikum Mannheim, I. Medizinische Klinik
[5] Klinikum Augsburg, Klinik für Anästhesiologie und operative Intensivmedizin
[6] Charité – Universitätsmedizin Berlin, Institut für Hygiene und Umweltmedizin
[7] Vivantes Klinikum Neukölln, Klinik für Anästhesie und operative Intensivmedizin
[8] Ernst-Moritz-Arndt-Universität Greifswald, Klinik für Anästhesie und Intensivmedizin
[9] Universität Erlangen-Nürnberg, Medizinische Klinik 4
[10] Universitätsklinikum Freiburg, Institut für Infektiologie
[11] Universitätsklinikum Hamburg-Eppendorf, Klinik und Poliklinik für Intensivmedizin
[12] Klinikum Konstanz, Klinik für Anästhesiologie und operative Intensivmedizin
[13] Universitätsklinikum Schleswig-Holstein, Campus Lübeck, Klinik für Chirurgie
[14] Universitätsklinikum Essen, Klinik für Thorax- und kardiovaskuläre Chirurgie
[15] Klinik am Eichert Göppingen, Klinik für Anästhesiologie
[16] Justus-Liebig-Universität Gießen, Medizinische Klinik II
[17] HELIOS Klinikum Erfurt GmbH, Klinik für Anästhesie, Intensivmedizin und Schmerztherapie
[18] Charité – Universitätsmedizin Berlin, Klinik für Nephrologie und Internistische Intensivmedizin
[19] Rheinische Friedrich-Wilhelms-Universität Bonn, Klinik und Poliklinik für Anästhesiologie und operative Intensivmedizin
[20] Universitätsklinikum Göttingen, Zentrum Anästhesiologie, Rettungs- und Intensivmedizin
[21] Universitätsklinikum Carl Gustav Carus der Technischen Universität Dresden, Klinik für Anästhesiologie und Intensivtherapie
[22] Universitätsklinikum der Rheinisch-Westfälischen Technischen Hochschule Aachen, Klinik für Anästhesiologie
[23] Klinikum der Universität zu Köln, Institut für Medizinische Mikrobiologie, Immunologie und Hygiene
[24] Charité – Universitätsmedizin Berlin, Klinik für Anästhesiologie und operative Intensivmedizin
[25] Inselspital Bern, Universitätsklinik für Anästhesiologie und Schmerztherapie
[26] Universitätsklinikum Schleswig Holstein, Campus Kiel, Klinik für Anästhesiologie und Operative Intensivmedizin
[27] Klinikum St. Georg gGmbH Leipzig, Klinik für Allgemein- und Viszeralchirurgie
[28] Klinikum der Medizinischen Fakultät der Martin-Luther-Universität Halle-Wittenberg, Klinik und Poliklinik für Innere Medizin III
[29] Medizinische Hochschule Hannover, Abt. Pneumologie

## unter Mitwirkung der folgenden Medzinisch-Wissenschaftlichen Fachgesellschaften:

Deutsche Gesellschaft für Chirurgie (DGCH; [P.K.]), Deutsche Gesellschaft für Anästhesiologie und Intensivmedizin (DGAI; [R.R.]), Deutsche Gesellschaft für Herz-, Thorax- und Gefäßchirurgie (DGHTG; [G.M]), Deutsche Gesellschaft für Internistische Intensivmedizin und Notfallmedizin (DGIIN; [T.W.]), Deutsche Gesellschaft für Pneumologie und Beatmungsmedizin (DGP; [T.W.]), Deutsche Gesellschaft für Ernährungsmedizin (DGEM; [A.W.]), Deutsche Gesellschaft für Neurologie (DGN; [J.B.]), Deutsche Gesellschaft für Kardiologie (DGK; [K.W]), Deutsche Gesellschaft für Innere Medizin (DGIM; [K.W.]), Deutsche Gesellschaft für Infektiologie (DGI; [W.K.]), Nationales Referenzzentrum für Surveillance von nosokomialen Infektionen (NRZ; [P.G.]), Deutsche Gesellschaft für Nephrologie (DGfN); [S.J., M.O.]), Deutsche Gesellschaft für Hygiene und Mikrobiologie e.V. (DGHM; [H.S.]), Deutsche Gesellschaft für Klinische Chemie und Laboratoriumsmedizin (DGKL), Deutsche Gesellschaft für Neurochirurgie (DGNC), Paul Ehrlich-Gesellschaft für Chemotherapie e.V. (PEG)

## und Selbsthilfegruppen:

Deutsche Sepsis-Hilfe e.V. (DSH; [F.M.B.])

**Verabschiedet von den Vorständen der beteiligten Fachgesellschaften am 15. Februar 2010.**

# Prävention, Diagnose, Therapie und Nachsorge der Sepsis

1. Revision der S2k-Leitlinien der Deutschen Sepsis-Gesellschaft e.V. (DSG) und der Deutschen Interdisziplinären Vereinigung für Intensiv- und Notfallmedizin (DIVI)

Herausgegeben von
Konrad Reinhart
Frank Martin Brunkhorst

K. Reinhart[*1], F.M. Brunkhorst[*1], H.-G. Bone[2], J. Bardutzky[3], C.-E. Dempfle[4], H. Forst[5], P. Gastmeier[6], H. Gerlach[7], M. Gründling[8], S. John[9], W. Kern[10], G. Kreymann[11], W. Krüger[12], P. Kujath[13], G. Marggraf[14], J. Martin[15], K. Mayer[16], A. Meier-Hellmann[17], M. Oppert[18], C. Putensen[19], M. Quintel[20], M. Ragaller[21], R. Rossaint[22], H. Seifert[23], C. Spies[24], F. Stüber[25], N. Weiler[26], A. Weimann[27], K. Werdan[28] und T. Welte[29]

Georg Thieme Verlag KG
Stuttgart · New York

Korrespondenzadresse:
Prof. Dr. med. Frank M. Brunkhorst
Prof. Dr. med. Konrad Reinhart
Deutsche Sepsis-Gesellschaft e. V.
c/o Universitätsklinikum Jena
Klinik für Anästhesiologie
und Intensivtherapie
Erlanger Allee 101
07747 Jena
E-Mail: frank.brunkhorst@med.uni-jena.de

*Bibliografische Information*
*der Deutschen Nationalbibliothek*

Die Deutsche Nationalbibliothek verzeichnet diese Publikation in der Deutschen Nationalbibliografie; detaillierte bibliografische Daten sind im Internet über http://dnb.d-nb.de abrufbar.

**Wichtiger Hinweis:** Wie jede Wissenschaft ist die Medizin ständigen Entwicklungen unterworfen. Forschung und klinische Erfahrung erweitern unsere Erkenntnisse, insbesondere was Behandlung und medikamentöse Therapie anbelangt. Soweit in diesem Werk eine Dosierung oder eine Applikation erwähnt wird, darf der Leser zwar darauf vertrauen, dass Autoren, Herausgeber und Verlag große Sorgfalt darauf verwandt haben, dass diese Angabe dem **Wissensstand bei Fertigstellung des Werkes** entspricht.

Für Angaben über Dosierungsanweisungen und Applikationsformen kann vom Verlag jedoch keine Gewähr übernommen werden. **Jeder Benutzer ist angehalten,** durch sorgfältige Prüfung der Beipackzettel der verwendeten Präparate und gegebenenfalls nach Konsultation eines Spezialisten festzustellen, ob die dort gegebene Empfehlung für Dosierungen oder die Beachtung von Kontraindikationen gegenüber der Angabe in diesem Buch abweicht. Eine solche Prüfung ist besonders wichtig bei selten verwendeten Präparaten oder solchen, die neu auf den Markt gebracht worden sind. **Jede Dosierung oder Applikation erfolgt auf eigene Gefahr des Benutzers.** Autoren und Verlag appellieren an jeden Benutzer, ihm etwa auffallende Ungenauigkeiten dem Verlag mitzuteilen.


Rüdigerstraße 14
70469 Stuttgart
Deutschland
Homepage: http://www.thieme.de

Printed in Germany

Umschlaggestaltung:
Thieme Verlagsgruppe
Satz: Ziegler + Müller, Kirchentellinsfurt
Druck und Bindung: Grafisches Centrum
Cuno GmbH & Co. KG, Calbe

ISBN 978-3-13-137361-8

1 2 3 4 5 6

Leitlinien gelten für Standardsituationen und berücksichtigen die aktuellen wissenschaftlichen Erkenntnisse. Durch die Leitlinien soll die Methodenfreiheit des Arztes nicht eingeschränkt werden. Die Leitlinien wurden von den Autoren mit größter Sorgfalt erarbeitet, dennoch kann für die Richtigkeit – insbesondere von Dosierungsangaben – keine Verantwortung übernommen werden.

# Inhaltsverzeichnis

# 1 Definition und Erläuterung des Begriffs „Leitlinie“

*„Leitlinien sind systematisch entwickelte Darstellungen und Empfehlungen mit dem Zweck, Ärzte und Patienten bei der Entscheidung über angemessene Maßnahmen der Krankenversorgung (Prävention, Diagnostik, Therapie und Nachsorge) unter spezifischen medizinischen Umständen zu unterstützen.“ (orientiert an der Definition der Agency for Health Care Policy and Research für die “Clinical Practice Guidelines” der USA)*

Leitlinien geben den Stand des Wissens (Ergebnisse von kontrollierten klinischen Studien und Wissen von Experten) über effektive und angemessene Krankenversorgung zum Zeitpunkt der „Drucklegung“ wieder. In Anbetracht der unausbleiblichen Fortschritte wissenschaftlicher Erkenntnisse und der Technik müssen periodische Überarbeitungen, Erneuerungen und Korrekturen vorgenommen werden.

Die Empfehlungen der Leitlinien können nicht unter allen Umständen angemessen genutzt werden. Die Entscheidung darüber, ob einer bestimmten Empfehlung gefolgt werden soll, muss vom Arzt unter Berücksichtigung der beim individuellen Patienten vorliegenden Gegebenheiten und der verfügbaren Ressourcen getroffen werden.

# 2 Empfehlungen gemäß den Regeln der S2k-Leitlinien

Bei der Erstellung dieser Empfehlungen wurden die zugrunde liegenden Studien vom Expertenkomitee gesichtet und gemäß dem Oxford Centre of Evidence Based Medicine in Evidenzgrade eingeteilt (Tab. **1**).

Tabelle **1** Evidenzgrade gemäß Oxford Centre of Evidence Based Medicine.

| | |
|---|---|
| Ia | Systematische Übersicht über randomisierte kontrollierte Studien (RCT) |
| Ib | Ein RCT (mit engem Konfidenzintervall) |
| Ic | Alle-oder-keiner-Prinzip |
| IIa | Systematische Übersicht gut geplanter Kohortenstudien |
| IIb | Eine gut geplante Kohortenstudie oder ein RCT minderer Qualität |
| IIc | Outcome-Studien, Ökologische Studien |
| IIIa | Systematische Übersicht über Fall-Kontroll-Studien |
| IIIb | Eine Fall-Kontroll-Studie |
| IV | Fallserien oder Kohorten-/Fall-Kontroll-Studien minderer Qualität |
| V | Expertenmeinung ohne explizite Bewertung der Evidenz oder basierend auf physiologischen Modellen/Laborforschung |

Das „Alle-oder-keiner"-Prinzip (Evidenzgrad Ic) erlaubt die Graduierung von medizinischen Maßnahmen, die fester Bestandteil der ärztlichen Routineversorgung sind, ohne dass entsprechende Studien vorliegen müssen, da diese aus ethischen Gründen nicht möglich sind (z.B. Sauerstoffinsufflation bei Hypoxie). Trotz der zunehmenden Akzeptanz von systematischen Übersichtsarbeiten müssen diese auch kritisch bewertet werden. So hatte eine kürzliche Metaanalyse einiger Studien mit kleinen Fallzahlen einen protektiven Effekt einer Therapie ergeben [1], der dann durch eine große prospektive Studie widerlegt wurde [2]. Es muss auch bedacht werden, dass bei Metaanalysen eine Selektion von Studien mit positiven Ergebnissen vorliegen kann (Publikationsbias).

Gemäß der Evidenzgrade können für eine bestimmte Fragestellung Empfehlungen mit einem bestimmten Empfehlungsgrad ausgesprochen werden (Tab. **2**) [3].

Es wird der Evidenzgrad der Studie benannt, die zu dem entsprechenden Empfehlungsgrad geführt hat. Das Expertenkomitee kann per Abstimmung entscheiden, den Empfehlungsgrad um eine Stufe auf- bzw. abzuwerten. Die Umwertung muss begründet werden (siehe auch ausführlichen Methodenreport).

Tabelle **2** Empfehlungsgrade.

| Empfehlungsgrad | Studienlage |
|---|---|
| A | Mindestens 2 Studien mit Evidenzgrad I |
| B | Eine Studie mit Evidenzgrad I oder Evidenzgrad Ic |
| C | Nur Studien mit Evidenzgrad II |
| D | Mindestens 2 Studien mit Evidenzgrad III |
| E | Level IV oder Evidenzgrad V |

## 3 Sepsisdefinition und -diagnose

**Vorbemerkung:** Sepsis ist eine komplexe systemische inflammatorische Wirtsreaktion auf eine Infektion. Es gibt derzeit keinen Parameter, der allein zur Diagnose der Sepsis führen kann. Sepsis, schwere Sepsis und septischer Schock definieren ein Krankheitskontinuum, das über eine Kombination aus Vitalparametern, Laborwerten, hämodynamischen Daten und Organfunktionen definiert wird. Eine Bakteriämie findet sich in Abhängigkeit von einer antibiotischen Vorbehandlung nur bei durchschnittlich 30% von Patienten mit schwerer Sepsis oder septischem Schock [4–8]. Insgesamt kann bei ca. 30% kein mikrobiologisch gesicherter Infektionsnachweis geführt werden, obwohl eine Infektion nach klinischen Kriterien wahrscheinlich ist [9, 10]. Die Interpretation mikrobiologischer Befunde ist bei kritisch kranken Patienten häufig problematisch, da häufig Mikroorganismen nachgewiesen werden, die lediglich einer Kolonisation entsprechen können. Kritisch kranke Patienten weisen häufig ein SIRS und multiple Organdysfunktionen auf, der kausale Zusammenhang mit einer Infektion ist daher oft nicht sicher nachzuweisen.

▶ Es wird **empfohlen**, die Sepsiskriterien des deutschen Kompetenznetzwerkes Sepsis (SepNet) [11] für die klinische Diagnose der schweren Sepsis bzw. des septischen Schocks zu verwenden.
→ **Empfehlung Grad E** (Evidenzgrad V: Expertenmeinung)

**Kommentar:** Unter Verwendung dieser diagnostischen Kriterien (Tab. **3**) wurde auf deutschen Intensivstationen eine Prävalenz der schweren Sepsis und des septischen Schocks von 11% und eine Krankenhaussterblichkeit von 55% beobachtet [10]. Diese Kriterien weichen erheblich von den mikrobiologisch orientierten Kriterien der Centers of Disease Control (CDC) [12] ab, werden jedoch seit 2005 in der deutschen Version der International Classification of Diseases (ICD-10) und ab 2011 auch weltweit verwendet (www.dimdi.de; siehe Anhang). ■

Tabelle **3** Diagnosekriterien für Sepsis, schwere Sepsis und septischen Schock (mod. nach [19]) entsprechend den ACCP/SCCM Konsensus-Konferenz-Kriterien [11].

**I. Nachweis der Infektion**

Diagnose einer Infektion über den mikrobiologischen Nachweis oder durch klinische Kriterien

**II. Systemic inflammatory Host Response (SIRS) (mindestens 2 Kriterien)**

- Fieber (≥ 38 °C) oder Hypothermie (≤ 36 °C) bestätigt durch eine rektale oder intravasale oder intravesikale Messung
- Tachykardie: Herzfrequenz ≥ 90/min
- Tachypnoe (Frequenz ≥ 20/min) ohne Hyperventilation ($PaCO_2$ ≤ 4,3 kPa/≤ 33 mmHg)
- Leukozytose (≥ 12 000/mm³) oder Leukopenie (≤ 4000/mm³) oder ≥ 10 % unreife Neutrophile im Differenzialblutbild

**III. Akute Organdysfunktion (mindestens 1 Kriterium)**

- Akute Enzephalopathie: eingeschränkte Vigilanz, Desorientiertheit, Unruhe, Delirium
- Relative oder absolute Thrombozytopenie: Abfall der Thrombozyten um mehr als 30 % innerhalb von 24 Stunden oder Thrombozytenzahl ≤ 100 000/mm³. Eine Thrombozytopenie durch akute Blutung oder immunologische Ursachen muss ausgeschlossen sein.
- Arterielle Hypoxämie: $PaO_2$ ≤ 10 kPa (≤ 75 mmHg) unter Raumluft oder ein $PaO_2/FiO_2$-Verhältnis von ≤ 33 kPa (≤ 250 mmHg) unter Sauerstoffapplikation. Eine manifeste Herz- oder Lungenerkrankung muss als Ursache der Hypoxämie ausgeschlossen sein.
- Renale Dysfunktion: Eine Diurese von ≤ 0,5 ml/kg/h für wenigstens 2 Stunden trotz ausreichender Volumensubstitution und/oder ein Anstieg des Serumkreatinins > 2× oberhalb des lokal üblichen Referenzbereiches.
- Metabolische Azidose: Base Excess ≤ −5 mmol/l oder eine Laktatkonzentration > 1,5× oberhalb des lokal üblichen Referenzbereiches.

**Sepsis:** Kriterien I und II

**Schwere Sepsis:** Kriterien I, II und III

**Septischer Schock:** Kriterien I und II sowie für wenigstens 1 Stunde ein systolischer arterieller Blutdruck ≤ 90 mmHg bzw. ein mittlerer arterieller Blutdruck ≤ 65 mmHg oder notwendiger Vasopressoreinsatz, um den systolischen arteriellen Blutdruck ≥ 90 mmHg oder den arteriellen Mitteldruck ≥ 65 mmHg zu halten. Die Hypotonie besteht trotz adäquater Volumengabe und ist nicht durch andere Ursachen zu erklären.

▶ Der frühzeitige Nachweis von Procalcitonin (PCT) im Serum zum Ausschluss einer schweren Sepsis bzw. zur Sicherung der Diagnose wird **empfohlen**.
→ **Empfehlung Grad C** (Evidenzgrad IIb für [13])

**Kommentar:** Bei Procalcitonin-Konzentrationen von < 0,5 ng/ml im Serum ist eine schwere Sepsis oder ein septischer Schock unwahrscheinlich, ab einem Schwellenwert von 2,0 ng/ml hochwahrscheinlich [13 – 16]. Dabei ist zu beachten, dass operatives Trauma und andere Ursachen zu einer transitorischen Procalcitonin-Erhöhung führen können [17]. ■

▶ Um die Dauer einer antimikrobiellen Behandlung zu verkürzen, können Procalcitonin-Verlaufsmessungen **erwogen** werden.
→ **Empfehlung Grad C** (Evidenzgrad IIb für [18])

**Kommentar:** In einer randomisierten Studie konnte erstmalig nachgewiesen werden, dass die Dauer der Antibiotikatherapie bei Patienten mit schwerer Sepsis durch Verwendung von Procalcitonin (PCT) im Vergleich zu einer routinemäßigen klinischen Entscheidungsfindung um 3,5 Tage (median) gefahrlos reduziert werden kann. Die Fallzahl war mit lediglich 70 Patienten allerdings gering [18]. Studien mit größerer Fallzahl werden gegenwärtig hierzu durchgeführt bzw. werden 2010 publiziert. ■

# 4 Diagnose der Infektion

## 4.1 Blutkulturen

- Es wird **empfohlen**, bei klinischem Verdacht auf eine Sepsis bzw. eines oder mehrerer der folgenden Kriterien: Fieber, Schüttelfrost, Hypothermie, Leukozytose, Linksverschiebung im Differenzialblutbild, Erhöhung von Procalcitonin oder C-reaktivem Protein bzw. einer Neutropenie Blutkulturen abzunehmen [5, 8, 20].
→ **Empfehlung Grad C** (Evidenzgrad II b für [5])

**Kommentar:** Procalcitonin hat eine höhere diagnostische Präzision als C-reaktives Protein [14 – 17] und ist nach dem infektiösen Stimulus früher nachweisbar [21].

- Es wird **empfohlen**, Blutkulturen (2 – 3 Pärchen) schnellstmöglich vor Einleitung einer antimikrobiellen Therapie abzunehmen [22, 23].
→ **Empfehlung Grad B** (Evidenzgrad Ic)
- Es wird **empfohlen**, bei Patienten unter vorbestehender antimikrobieller Therapie Blutkulturen unmittelbar vor der nächsten Gabe abzunehmen [24, 25].
→ **Empfehlung Grad E** (Evidenzgrad V: Expertenmeinung)

**Kommentar** (Tab. **4**): Blutkulturen müssen nach adäquater Hautdesinfektion über eine periphere Venenpunktion erfolgen [26, 27]. Aufgrund des zweifach höheren Kontaminationsrisikos [28] sollten Blutkulturen nur in Ausnahmefällen über einen zentralen Venenkatheter bzw. einen arteriellen Zugang abgenommen werden. Für die Befüllung der Kulturflasche (mindestens 10 ml [22, 29]) muss eine sterile Nadel benutzt werden [30]. Es sollten 2 – 3 Blutkulturen (jeweils eine aerobe und eine anaerobe Blutkulturflasche, zusammen ein sogenanntes Blutkulturpaar oder Blutkultursets) von verschiedenen Entnahmeorten (z. B. rechte und linke Vena cubitalis) entnommen werden [31, 32], wobei auf ein definiertes zeitliches Intervall zwischen den Abnahmen verzichtet werden kann [33, 34].

Die Erregeridentifizierung mittels Methoden der Polymerase-Kettenreaktion (PCR), wie die Multiplex-PCR (Identifizierung einer begrenzten Anzahl von Erregern) und die Breitband-PCR (Identifizierung aller Erreger), ist ein vielversprechender neuer Ansatz und wird gegenwärtig in klinischen Studien untersucht. Die bisherigen klinischen Studien legen nahe, dass hiermit deutlich häufiger und schneller ein Erregernachweis gelingt [35 – 37]. Wegen der weitgehend fehlenden Resistenztestung ist dies jedoch derzeit kein Ersatz für die Blutkultur. Ebenfalls fehlen Daten zur Kosteneffektivität. Klare Empfehlungen für die klinische Praxis können aus den bisherigen Ergebnissen noch nicht abgeleitet werden [38].

Tabelle **4** Entnahme, Lagerung und Transport von Blutkulturen [34].

- **Entnahme der Blutkulturen** möglichst vor Beginn einer antimikrobiellen Therapie, ggf. nach Therapiepause oder unmittelbar vor Applikation der nächsten Dosis (niedriger Serumspiegel) bei bereits laufender Therapie
- **Aseptisches Vorgehen** bei der Blutkulturentnahme: Händedesinfektion der entnehmenden Person, Einmalhandschuhe, Hautdesinfektion im Bereich der Punktionsstelle, Desinfektion des Diaphragmas der Blutkulturflasche
- **Blutvolumen:** 20 ml pro Blutkultur (entsprechend 10 ml pro Blutkulturflasche), bei Neu- und Frühgeborenen sowie bei Kindern unter 20 kg gewichtsabhängig 1 – 5 ml, wobei hierfür in der Regel spezielle Blutkulturflaschen zur Verfügung stehen.
- **Beimpfung** von 2 Blutkulturflaschen: üblicherweise bei Erwachsenen und bei Kindern über 20 kg jeweils eine aerobe und eine anaerobe Blutkulturflasche
- **Entnahme** von 2 – 4 Blutkulturen aus verschiedenen Punktionsstellen, ggf. unter Einbeziehung einer Abnahme aus einem intravaskulären Katheter
- **Flaschen beschriften** (Name, Datum und Uhrzeit der Blutentnahme), Flaschenboden und Barcode nicht überkleben
- **Anforderungsschein** mit Name, Vorname, Geburtsdatum, Geschlecht, Einsender, Station, Aufnahmedatum, Datum und Uhrzeit der Blutkulturabnahme, Entnahmeort, Grunderkrankung, Risikofaktoren, Verdachtsdiagnose, antimikrobielle Vorbehandlung
- **Transport:** schnellstmöglich, in jedem Fall < 16 Stunden nach Blutkulturabnahme. Zwischenlagerung nur über Nacht, je nach Herstellerangaben bei 36 ± 1 °C im Laborbrutschrank oder bei Zimmertemperatur

## 4.2 Ventilator-assoziierte Pneumonien

**Vorbemerkung:** Eine Ventilator-assoziierte Pneumonie (VAP, Diagnose einer Pneumonie nach mehr als 48 Stunden Beatmungsdauer bei zuvor pneumoniefreien Patienten) ist von einer Pneumonie, die eine Beatmung erforderlich macht, zu unterscheiden. Letztere kann ambulant erworben oder nosokomial sein, es gelten die diagnostischen Regeln für die jeweiligen Erkrankungsbilder [39, 40]. Die früher empfohlene Stratifizierung in eine „early onset" (zwischen Tag 1 und 4) und „late onset" (nach Tag 4) VAP und die damit verbundene unterschiedliche empirische antimikrobielle Therapieplanung [41] sind nach einer jüngsten Erhebung des Nationalen Referenzzentrums für Surveillance von nosokomialen Infektionen nicht mehr sinnvoll, da sich das Erregerspektrum nicht unterscheidet [42].

- ▶ Neu aufgetretene Infiltrate im Röntgen-Thorax, eine Leukozytose oder Leukopenie und purulentes Trachealsekret sind sensitive klinische Hinweise auf eine VAP [43]. Es wird **empfohlen**, den modifizierten „Klinischen Pulmonalen Infektions-Score (CPIS)" (Score > 6) für das initiale Screening zu verwenden (Tab. **5**) [44, 45].
  → **Empfehlung Grad C** (Evidenzgrad IIb für [45])

Tabelle **5** Modifizierter „Klinischer Pulmonaler Infektions-Score (CPIS)" [44].

| | **0 Punkte** | **1 Punkt** | **2 Punkte** |
|---|---|---|---|
| Temperatur, °C | ≥ 36,5 – ≤ 38,4 | ≥ 38,5 – ≤ 38,9 | ≥ 39,0 oder ≤ 36,0 |
| Leukozytenzahl, $mm^3$ | ≥ 4000 – ≤ 11 000 | < 4000 oder > 11 000 | < 4000 oder > 11 000 > 50 % unreife Formen |
| Trachealsekret | kein Trachealsekret | nicht purulentes Trachealsekret | purulentes Trachealsekret |
| Oxygenation: $PaO_2/FIO_2$, mmHg | > 240 oder ARDS* | | ≤ 240 und kein ARDS* |
| Röntgen-Thorax | kein Infiltrat | diffuse Infiltrate | lokalisierte Infiltrate |

* siehe Tab. **8** zur Definition eines ARDS

**Kommentar:** Eine Kombination von CPIS (Cut-off ≥ 6) und Procalcitonin (Cut-off ≥ 2,99 ng/ml) kann die diagnostische Präzision noch weiter erhöhen [46].

▶ Bei V. auf Pneumonie wird **empfohlen,** Sekrete aus den tiefen Atemwegen vor Einleitung einer antimikrobiellen Therapie zu gewinnen [47].
→ **Empfehlung Grad E** (Evidenzgrad V: Expertenmeinung)

**Kommentar:** *Keinesfalls* sollte hierdurch die Initiierung einer kalkulierten antimikrobiellen Therapie bei Patienten mit schwerer Sepsis oder septischem Schock verzögert werden (siehe Abschnitt „Antimikrobielle Therapie"). Bisher konnte für kein diagnostisches Verfahren (endotracheale Aspirate, blinde oder bronchoskopische PSB, BAL) ein signifikanter Vorteil bewiesen werden [44, 48, 49]. Die Wahl der Technik sollte sich daher nach der Erfahrung der einzelnen Einrichtungen richten.

▶ Es wird **empfohlen**, quantitative oder semiquantitative (≥ 100 000 cfu/ml) Techniken zu bevorzugen [50, 51].
→ **Empfehlung Grad B** (Evidenzgrad Ic)

**Kommentar:** Die Aufarbeitung sollte gemäß den Richtlinien der Deutschen Gesellschaft für Hygiene und Mikrobiologie (DGHM) mit Auszählung der polymorphkernigen Granulozyten (> 25 pro Gesichtsfeld) und Epithelzellen (max. 25 pro Gesichtsfeld) erfolgen [39, 52, 53].

▶ Routinemäßige serologische Tests werden zur Diagnose einer VAP **nicht empfohlen** [54, 55].
→ **Empfehlung Grad E** (Evidenzgrad V: Expertenmeinung)

## 4.3 Katheter- und Fremdkörper-induzierte Sepsis

▶ Das Vorliegen einer Katheter-induzierten Infektion kann ohne Entfernung des Katheters nicht sicher festgestellt werden [54]. Wenn ein zentraler Venenkatheter (ZVK) eine mögliche Sepsisquelle darstellt, wird **empfohlen**, den ZVK zur Diagnosesicherung zu entfernen und die Katheterspitze zur mikrobiologischen Diagnostik einzuschicken [56, 57].
→ **Empfehlung Grad E** (Evidenzgrad V: Expertenmeinung)

- Es wird **empfohlen**, Blutkulturen vor Entfernung des ZVK über den liegenden Katheter und zeitgleich über eine periphere Vene abzunehmen und die Kulturergebnisse miteinander zu vergleichen [58–60].
  → **Empfehlung Grad C** (Evidenzgrad IIb für [59,60]
- Bei Vorliegen einer eitrigen Sekretion aus dem Stichkanal wird **empfohlen**, Abstriche [61] und eine Katheterneuanlage durchzuführen, wobei die neue Punktion fern von der infizierten Punktionsstelle erfolgen sollte.
  → **Empfehlung Grad D** (Evidenzgrad IIb für [61])
- Bei Verdacht auf eine Katheterinfektion wird ein Katheterwechsel über einen Führungsdraht **nicht empfohlen** [62,63].
  → **Empfehlung Grad C** (Evidenzgrad IIa für [63])
- Es gibt keinen Hinweis, dass ein routinemäßiger Wechsel intravasaler Katheter das Risiko einer Bakteriämie vermindert [63,64]. Daher wird **empfohlen**, intravasale Katheter nur bei Anzeichen einer Infektion zu wechseln.
  → **Empfehlung Grad C** (Evidenzgrad IIa für [63])

## 4.4 Chirurgische Infektionen und intraabdomineller Fokus

- Bei Verdacht auf chirurgische Wundinfektionen oder intraabdominelle Infektionen wird **empfohlen**, Blutkulturen abzunehmen (siehe Abschnitt „Blutkulturen"). Zusätzlich wird **empfohlen**, Nativmaterial (Gewebe) oder Wundabstriche und eine Gram-Färbung sowie aerobe und anaerobe Kulturen zu veranlassen [54, 65,67].
  → **Empfehlung Grad D** (Evidenzgrad III b für [65,67])

**Kommentar:** Bei Sekreten aus Drainagen sollte die Kontaminationsgefahr beachtet werden. Nativmaterial (Gewebe) hat gegenüber Wundabstrichen eine höhere mikrobiologische Nachweisrate.

- Es wird **empfohlen**, eine Sonografie als Mittel der ersten Wahl zur Suche eines intraabdominellen Fokus durchzuführen. Ist diese Methode erfolglos, wird **empfohlen**, eine Computertomografie, ggf. mit Kontrastmittel-Darstellung, durchzuführen [54,68]. Bei Vollbild eines akuten Abdomens wird die notfallmäßige Laparotomie/Laparaskopie **empfohlen**.
  → **Empfehlung Grad B** (Evidenzgrad Ic)

- Es wird **empfohlen**, verdächtige Areale unter sonografischer bzw. radiologischer Kontrolle zu punktieren und das Punktat zur mikrobiologischen Untersuchung einzuschicken [54].
  → **Empfehlung Grad D** (Evidenzgrad V: Expertenmeinung)

## 4.5 Invasive Candida-Infektionen

- Bei neutropenischen, immunsupprimierten und bei Patienten nach abdominalchirurgischen Eingriffen und solchen nach prolongierter antibiotischer Vorbehandlung wird **empfohlen**, Blutkulturen zum Nachweis einer Candida-Infektion abzunehmen [69].
  → **Empfehlung Grad E** (Evidenzgrad V: Expertenmeinung)

**Kommentar:** Die Inzidenz von invasiven Candida-Infektionen bei Intensivpatienten liegt bei ca. 1 – 2 % [70, 71]. Der Goldstandard der Diagnose einer invasiven Candida-Infektion ist der histopathologische bzw. zytopathologische Nachweis in betroffenen Geweben oder in normalerweise sterilen Körperflüssigkeiten, jedoch nicht im Urin [72].

- Ein Routinescreening zum Nachweis von Candida-Kolonisierungen wird **nicht empfohlen**.
  → **Empfehlung Grad E** (Evidenzgrad V: Expertenmeinung)

**Kommentar:** Candida-Kolonisierungen werden bei ca. 16 % der Intensivpatienten nachgewiesen [9, 73]. Sie haben jedoch einen geringen positiv prädiktiven Wert zur Vorhersage einer Candida-Infektion [70].

## 4.6 Akute bakterielle Meningitis

**Vorbemerkung:** Eine bakterielle Meningitis entsteht entweder primär infolge einer hämatogenen oder lymphogenen Erregeraussaat oder sekundär durch direkten Eintritt von Mikroorganismen in das ZNS (meist fortgeleitete Infektion, z. B. Otitis, Sinusitis, oder iatrogen in Zusammenhang mit medizinischen Eingriffen) [74]. Bei 696 Patienten mit ambulant erworbener bakterieller Meningitis hatten nahezu alle Patienten mindestens 2 der 4 charakteristischen Symptome Kopfschmerzen, Nackensteife, Fieber und Bewusstseinsstörung [75]. Die Diagnose einer bakteriellen Meningitis stützt sich auf der zytologisch-biochemischen Untersuchung des Liquors [76] und wird durch den Erregernachweis im Liquor gesichert [74, 76]. Der Liquorbefund zeigt typischerweise eine granulozytäre Pleozytose > 1000 Zellen/µl; Protein > 120 mg/dl; Glukose < 30 mg/dl oder Liquor/Serum-Glukose-Quotient < 0,3; Laktat > 3,5 mmol/l [74, 76, 77].

- Bei Patienten mit Verdacht auf bakterielle Meningitis, die eines der Kriterien: Bewusstseinsminderung, fokales neurologisches Defizit, Immunsuppression, ZNS-Erkrankung in der Anamnese, oder neu aufgetretene Krampfanfälle aufweisen, wird **empfohlen**, vor der Lumbalpunktion (LP) ein CCT durchzuführen, um einen erhöhten intrakraniellen Druck auszuschließen [76–79]. Es wird auch **empfohlen**, die erste Antibiose bei diesen Patienten ohne Zeitverlust unmittelbar nach Abnahme von Blutkulturen vor CCT und LP zu geben.
  → **Empfehlung Grad B** (Evidenzgrad Ic)
- Bei Patienten ohne Hinweise auf eine intrakranielle Drucksteigerung (s. o.) wird **empfohlen**, schnellstmöglich vor Beginn der antimikrobiellen Therapie und vor CCT Blutkulturen (s. o.) und eine LP durchzuführen [74, 76, 80]
  → **Empfehlung Grad B** (Evidenzgrad Ic)
- Danach wird **empfohlen**, ohne Zeitverlust mit einer kalkulierten Antibiotikatherapie zu beginnen [81].
  → **Empfehlung Grad B** (Evidenzgrad Ic)
- Zur Sicherung der Diagnose wird eine sofortige Gram-Färbung im Liquor **empfohlen.**
  → **Empfehlung Grad B** (Evidenzgrad Ic)

**Kommentar:** Der Erregernachweis gelingt mikroskopisch mittels Gram-Färbung in 60–90 % (Spezifität ≥ 97 %) [76, 77, 82–84]. Bei vorbehandelten Patienten, negativem Ergebnis in der Gram-Färbung und Kultur kann der Einsatz von Latexagglutionationstests und PCR die Chance des Erregernachweises möglicherweise erhöhen [76, 77, 85, 86].

▶ Eine frühzeitige Behandlung mit Dexamethason vor oder mit der ersten Antibiotikagabe wird **empfohlen.**
→ **Empfehlung Grad A** (Evidenzgrad Ia für [16])

**Kommentar:** Über den Einsatz von Dexamethason bei Patienten mit bakterieller Meningitis und gleichzeitiger Sepsis kann keine definitive Aussage gemacht werden, da kontrollierte Studien hierzu mit einer ausreichenden Anzahl an Patienten fehlen. In einer großen placebokontrollierten europäischen Studie führte die adjunktive Therapie mit Dexamethason vor oder zeitgleich mit der ersten Antibiotikagabe zu einer signifikanten Reduktion der Letalität und der Häufigkeit ungünstiger klinischer Verläufe [87]. Die Subgruppenanalyse zeigte, dass Dexamethason nur bei Pneumokokkenmeningitis wirksam war. Diese günstigen Effekte von Dexamethason bei erwachsenen Patienten mit Pneumokokkenmeningitis konnten in 2 Metaanalysen kontrollierter Studien bestätigt werden [88, 89]. Beide Metaanalysen zeigten aber auch bei Erwachsenen mit Meningokokkenmeningitis eine nichtsignifikante Reduktion der Letalität und Häufigkeit neurologischer Residuen unter Dexamethasonbehandlung. Dagegen scheint Dexamethason unter in einem Entwicklungsland herrschenden Bedingungen insbesondere bei Kindern keinen Vorteil gegenüber Placebo zu besitzen [89–91]. Aufgrund der europäischen Therapiestudie [87] und der Daten der Metaanalysen [88, 89] empfiehlt die Deutsche Gesellschaft für Neurologie, grundsätzlich bei erwachsenen Patienten mit Verdacht auf bakterielle Meningitis Dexamethason 10 mg i. v. unmittelbar vor Gabe des Antibiotikums zu verabreichen, danach 10 mg alle 6 Stunden für insgesamt 4 Tage [77]. ■

# 5 Prävention

## 5.1 Programme zur Infektionsprävention (Ventilator-assoziierte Pneumonien, ZVK-assoziierte Bakteriämie, Harnwegkatheter-assoziierte Harnweginfektionen)

- An das Intensivpersonal gerichtete Schulungsprogramme und Präventionsprotokolle werden **empfohlen**, da diese nachweislich die Rate Ventilator-assoziierter Pneumonien [92 – 97], ZVK-assoziierter Bakteriämien [95, 98 – 101] und Katheter-assoziierter Harnweginfektionen reduzieren [102].
  → **Empfehlung Grad B** (Evidenzgrad IIc für [95, 101])
- Es wird **empfohlen**, die Rate an Ventilator-assoziierten Pneumonien und ZVK-assoziierten Bakteriämien regelmäßig zu erfassen und zu analysieren, um Trends zu erfassen und die Situation der eigenen Intensivstation im Vergleich zu anderen zu beurteilen. Deshalb sollten einheitliche Definitionen zur Diagnose einer VAP und ZVK-assoziierter Bakteriämie Verwendung finden [103, 104] und einheitliche Raten bestimmt werden (Anzahl VAP pro 1000 Beatmungstage und Anzahl von Bakteriämien pro 1000 ZVK-Tage) [103 – 105]. Auch wird **empfohlen**, die verursachenden Erreger und deren Resistenzsituation regelmäßig zu erfassen und zu analysieren.
  → **Empfehlung Grad B** (Evidenzgrad IIc für [105])

## 5.2 Umgang mit „Devices"

- Eine hygienische Händedesinfektion vor und nach Patientenkontakt wird **empfohlen** [106, 107].
  → **Empfehlung Grad A** (Evidenzgrad Ia für [106])

**Kommentar:** Die hygienische Händedesinfektion vor Patientenkontakt ist die wichtigste Maßnahme zur Vermeidung der Erregerübertragung auf die Patienten. Die regelmäßige hygienische Händedesinfektion nach Patientenkontakt dient vor allem dem Personalschutz und der Vermeidung der Erregerausbreitung in der unbelebten Patientenumwelt. In den letzten Jahren wurde in verschiedenen Studien gezeigt, dass mit Steigerung der Compliance zur Händedesinfektion die Inzidenz der nosokomialen MRSA-Infektionen signifikant reduziert werden konnte [107, 108].

- Eine aseptische Technik bei der Anlage von zentralen Venenkathetern und anderen vergleichbaren zentralen intravasalen Kathetern wird **empfohlen** [109].
- → **Empfehlung Grad A** (Evidenzgrad Ib für [109])

**Kommentar:** In einer randomisierten kontrollierten Studie wurde der Vorteil der gemeinsamen Anwendung von sterilen Handschuhen, sterilem Kittel, Mund-Nasen-Schutz, Kopfhaube und großem Abdecktuch versus sterile Handschuhe und kleinem Abdecktuch bei der Anlage von zentralen Venenkathetern gezeigt. Es gibt keine randomisierten kontrollierten Studien, die den Beitrag der verschiedenen Einzelkomponenten untersucht haben.

- Sofern diese nicht mehr indiziert sind, wird die unverzügliche Entfernung von intravasalen und Harnwegskathetern **empfohlen** [110].
  → **Empfehlung Grad A** (Evidenzgrad Ic)
- Ein routinemäßiger Wechsel von intravasalen und Harnwegskathetern wird **nicht empfohlen** [63].
  → **Empfehlung Grad B** (Evidenzgrad Ib für [63])
- Der Einsatz von Endotrachealtuben mit der Möglichkeit zur subglottischen Absaugung kann **erwogen** werden, da diese mit geringeren Pneumonieraten assoziiert sind [111, 112].
  → **Empfehlung Grad C** (Evidenzgrad IIb für [112])

## 5.3 Körperposition

- Es wird **empfohlen**, eine Oberkörperhochlagerung so häufig wie möglich zur Vermeidung einer Ventilator-assoziierten Pneumonie (VAP) bei intubierten Patienten durchzuführen – sofern hierfür keine Kontraindikation besteht.
  → **Empfehlung Grad B** (Evidenzgrad IIb für [113])

**Kommentar:** Die Aspiration von bakteriell kontaminierten Sekreten des oberen Magen-Darm-Traktes und des Pharynx wird allgemein als Risikofaktor und Auslöser für die Entwicklung einer nosokomialen und Ventilator-assoziierten Pneumonie (VAP) angesehen. Daraus wird geschlossen, dass Maßnahmen, die zu einer Abnahme des gastroösophagealen Refluxes und zu einer Reduktion der oropharyngealen Sekretmenge führen, mit einer geringeren Inzidenz nosokomialer Pneumonien und VAP einhergehen [114–117]. Die Effekte der Oberkörperhochlagerung zur Prävention einer Aspiration und Pneumonie wurden bei orotracheal intubierten Patienten ohne bekannte Risikofaktoren für einen gastroösophagealen Reflux untersucht, die mit einer nasogastralen Sonde versorgt waren, eine Stressulkusprophylaxe erhielten und bei denen der endotracheale Cuffdruck kontrolliert und über 25 $cmH_2O$ gehalten wurde. Ein Teil der eingeschlossenen Patienten erhielt eine enterale Ernährung. Bei diesen Patienten führte eine kontinuierliche 45°-Oberkörperhochlagerung zu einer Verzögerung des gastroösophagealen Refluxes und/oder zu einer Abnahme, aber nicht vollständigen Vermeidung der pulmonalen Aspiration pharyngealer Sekrete [118, 119] und der Inzidenz der VAP [113] verglichen mit einer flachen Rückenlagerung (0°-Oberkörperhochlagerung). Die 30°-Oberkörperhochlagerung in Kombination mit der Absaugung von subglottischen Sekreten führte nicht zu einer Reduktion der Kolonisation der unteren Atemwege verglichen mit einer flachen Rückenlagerung mit 0°-Oberkörperhochlagerung [120]. Obwohl die 45°-Oberkörperhochlagerung in einer klinischen Untersuchung in der Interventionsgruppe angestrebt wurde, zeigten Messungen, dass trotz Studienbedingungen nur eine Oberkörperhochlagerung von 30° erreicht wurde. Diese Oberkörperhochlagerung von 30° führte nicht zu einer Reduktion der Inzidenz der VAP verglichen mit einer flachen Rückenlagerung mit 10°-Oberkörperhochlagerung [121].

## 5.4 Ernährung

▶ Nach einer Metaanalyse führt eine frühe orale bzw. enterale Ernährung bei chirurgischen Patienten mit Operationen am Gastrointestinaltrakt zu einer Verminderung von Infektionen und der Aufenthaltsdauer im Krankenhaus [122]. Eine frühe orale bzw. enterale Ernährung wird bei solchen Patienten **empfohlen**.
→ **Empfehlung Grad B** (Evidenzgrad Ia für [122])

**Kommentar:** Unter früher enteraler bzw. oraler Ernährung ist der Ernährungsaufbau binnen 24 Stunden postoperativ zu verstehen. Die Menge der zugeführten Ernährung hat sich nach der Toleranz des Patienten zu richten. Auch geringe Mengen von Nahrungs- bzw. Flüssigkeitszufuhr sind bereits mit einer Verbesserung des Verlaufes verbunden. Eine Sondenernährung ist lediglich dann erforderlich, wenn der Patient nicht imstande ist, selbstständig zu schlucken [123].

## 5.5 Immunonutrition

▶ Der perioperative bzw. postoperative Einsatz von immunmodulierenden Sondennahrungen (Arginin, Omega-3-Fettsäuren, Nukleotide) bei elektiven chirurgischen Patienten mit gastrointestinalen Tumoren oder Polytraumapatienten, die enteral ernährt werden können, wird **empfohlen**, da derartige Sondennahrungen mit einer Verminderung der Aufenthaltsdauer im Krankenhaus und einer Reduktion von nosokomialen Infektionen assoziiert sind [124, 125].
→ **Empfehlung Grad A** (Evidenzgrad Ia für [125])

## 5.6 Insulintherapie

▶ Die routinemäßige Anwendung einer intensivierten intravenösen Insulintherapie (IIT) mit dem Ziel der Wiederherstellung einer Normoglykämie (4,4 – 6,1 mmol/l/80 – 110 mg/dl) kann bei Intensivpatienten außerhalb klinischer Studien **nicht empfohlen** werden.
→ **Empfehlung Grad A** (Evidenzgrad Ia für [126])

**Kommentar:** Eine kontinuierliche intravenöse Verabreichung von Insulin mit dem Ziel der Wiederherstellung einer Normoglykämie (4,4 – 6,1 mmol/l/80 – 110 mg/dl) bei Intensivpatienten war nach der bisher vorliegenden Datenlage eine Maßnahme, die septische Komplikationen bei postoperativen und mechanisch beatmeten, überwiegend kardiochirurgischen Patienten verhindert (Prävention einer schweren Sepsis) und damit zu einer Senkung der Letalität und Morbidität beitragen könnte [127, 128]. Dieses ist jedoch nur in einer monozentrischen randomisierten Studie gezeigt worden; eine konfirmative Studie stand bisher aus. In einer weiteren Studie konnte bei internistischen Intensivpatienten weder eine Reduktion septischer Komplikationen noch ein Überlebensvorteil nachgewiesen werden, bei einer gleichzeitigen Steigerung der Rate schwerer Hypoglykämien (< 40 mg/dl/2,2 mmol/l) um den Faktor 5 – 6 [129]. In einer 2008 publizierten Metaanalyse [126], in der die Ergebnisse von 29 randomisierten Studien mit insgesamt 8432 eingeschlossenen Patienten analysiert wurden, zeigte sich kein Unterschied in der Krankenhaussterblichkeit zwischen Patienten, die mit oder ohne eine „tight glycemic control“ (TGC), d. h. mit einer IIT (Zielwerte 80 – 110 mg/dl) oder einer moderaten Kontrolle der Hyperglykämie (Zielwerte < 150 mg/dl) behandelt wurden (23 vs. 25,2 %; Risk Ratio =

0,90; 95%-Konfidenzintervall = 0,77 – 1,04; bzw. 17,3 vs. 18,0%; Risk Ratio = 0,99; 95%-Konfidenzintervall = 0,83 – 1,18). Weder auf rein chirurgischen Intensivstationen (8,8 vs. 10,8%; Risk Ratio = 0,88; 95%-Konfidenzintervall = 0,63 – 1,22) noch rein internistischen (26,9 vs. 29,7%; Risk Ratio = 0,92; 95%-Konfidenzintervall = 0,82 – 1,04) oder internistisch-chirurgischen Intensivstationen (26,1 vs. 27,0%; Risk Ratio = 0,95; 95%-Konfidenzintervall = 0,80 – 1,13) zeigte sich ein Überlebensvorteil durch TGC. IIT reduzierte nicht die Rate eines nierenersatzpflichtigen akuten Nierenversagens (11,2 vs. 12,1%; Risk Ratio = 0,96; 95%-Konfidenzintervall = 0,76 – 1,20), jedoch die „Sepsisrate" (10,9 vs. 13,4%; Risk Ratio = 0,76; 95%-Konfidenzintervall = 0,59 – 0,97). Allerdings war dieser Unterschied auf chirurgische Intensivpatienten beschränkt. Zudem wiesen diese Patienten eine – im Vergleich zu Patienten mit schwerer Sepsis – ungewöhnlich geringe Sterblichkeit auf. Eine TGC erhöhte das Risiko schwerer Hypoglykämien (Glukose: ≤ 40 mg/dl/2,2 mmol/l) signifikant (13,7 vs. 2,5%; Risk Ratio = 5,13; 95%-Konfidenzintervall = 4,09 – 6,43). Die Ergebnisse der NICE-SUGAR-Studie aus dem Jahr 2009 [130] und eine nachfolgende neuere Metaanalyse unter Einbeziehung dieser Studie [131] haben bestätigt, dass eine intensivierte intravenöse Insulintherapie mit dem Ziel der Wiederherstellung einer Normoglykämie nicht in der klinischen Routine durchgeführt werden sollte. ■

▶ Eine intravenöse moderate Insulintherapie zur Senkung erhöhter Glukosespiegel (Schwellenwert von > 150 mg/dl/> 8,3 mmol/l) kann bei Intensivpatienten **erwogen** werden[1].
→ **Empfehlung: Grad E** (Evidenzgrad V: Expertenmeinung)

**Kommentar:** Ob eine moderatere Einstellung der Blutglukose vorteilhaft ist, ist allerdings derzeit nicht durch Studien belegt. Bei erhöhten Blutzuckerwerten sollte zunächst die parenteral zugeführte Glukosemenge reduziert und die Indikation einer evtl. bestehenden Medikation mit Glukokortikosteroiden überprüft werden. Bei älteren Patienten (> 60 Jahre), bei internistischen Patienten und bei Patienten mit ansonsten hoher Krankheitsschwere besteht ein erhöhtes Risiko für eine Hypoglykämie bei der Anwendung einer Insulintherapie in der Intensivmedi-

[1] Aufgrund der – nach Abschluss des Konsentierungsverfahrens der vorliegenden Leitlinie – publizierten Ergebnisse im Kontrollarm der NICE-SUGAR Studie hat die Surviving Sepsis Campaign vor Kurzem einen Schwellenwert von > 180 mg/dl (10,0 mmol/l) vorgeschlagen.

zin. Vermutlich ist das Risiko schwerer Hypoglykämien durch eine moderate intravenöse Insulintherapie geringer. Eine engmaschige initial (1–2-stündliche) bettseitige Kontrolle der Blutglukose ist jedoch auch hier zwingend erforderlich. Die Messung der Glukosekonzentration im Vollblut gehört u.a. wegen ihrer Abhängigkeit vom aktuellen Hämatokrit zu den komplexesten Laborbestimmungen bei intensivmedizinischen Patienten [132]. Aufgrund der mangelnden Präzision (Variationskoeffizient bis >20%) und geringen Sensitivität im hypoglykämischen Messbereich der gegenwärtig verfügbaren Messgeräte zur Bestimmung der Glukosekonzentration im Vollblut sollten nur Geräte zur Anwendung kommen, welche die sichere und frühzeitige Detektion einer Hypoglykämie gewährleisten [133].

## 5.7 Selektive Darmdekontamination

**Vorbemerkung:** In zahlreichen Studien konnte nachgewiesen werden, dass durch eine selektive Darmdekontaminaton (SDD) die Rate an nosokomialen Infektionen – v.a. Pneumonien und Bakteriämien – bei Intensivpatienten reduziert werden kann [134–136]. Darüber hinaus zeigten 4 unabhängige prospektive, randomisierte klinische Studien, dass durch SDD die Letalität von beatmeten Intensivpatienten reduziert wird. Die selektive Darmdekontamination besteht aus einer 2–4-tägigen intravenösen Antibiotikagabe, meist Cefotaxim (sofern nicht ohnehin bereits Antibiotika gegeben werden), sowie der topischen Applikation von nichtresorbierbaren Antibiotika in den Mund-Rachen-Raum und über eine Magensonde während der gesamten Intubationsdauer. In einzelnen Studien konnte eine Reduktion der Pneumonie-Inzidenz auch durch alleinige selektive orale Dekontamination (SOD, ohne intravenöse oder gastrale Gabe) erreicht werden [137]. Eine Studie zeigte bezüglich der Letalitätsreduktion eine ähnlich gute Wirksamkeit von SOD im Vergleich zu SDD [138].

- ▶ Es wird **empfohlen**, SDD oder SOD bei Patienten mit voraussichtlich längerer Beatmungsdauer (>48 h) zur Prophylaxe von Infektionen anzuwenden.
  → **Empfehlung Grad A** (Evidenzgrad Ia für [138])

**Kommentar:** In einer Publikation wurde bei insgesamt 934 Patienten eine verringerte ITS- (15 vs. 23%; p < 0,002) und Krankenhaussterblichkeit (24 vs. 31%; p < 0,02) bei kritisch kranken Patienten durch Verwendung der SDD nachgewiesen. Allerdings handelte es sich bei dieser Studie nicht um eine patienten-, sondern stationsbezogene randomisierte Studie [139]. In einer bizentrischen, prospektiven, randomisierten, placebokontrollierten Doppelblindstudie an 546 chirurgisch-traumatologischen Intensivpatienten war die Überlebensrate während des gesamten stationären Aufenthalts und nach 60 Tagen in der SDD-Gruppe mit initialem APACHE-II-Score von 20 – 29 signifikant verbessert [136]. In einer weiteren prospektiven, randomisierten, placebokontrollierten Doppelblindstudie an insgesamt 107 schwer brandverletzten Patienten war die intensivstationäre Letalität signifikant reduziert (9,4% vs. 27,8%; Risk Ratio = 0,25; 95%-Konfidenzintervall = 0,10 – 0,80) [140]. 2 Langzeitstudien zeigten keine relevanten Resistenzprobleme nach mehrjähriger Anwendung von SDD [141, 142]. Voraussetzung für die Verwendung von SDD sollte das regelmäßige Führen von Resistenzstatistiken sein, um ein gehäuftes Auftreten von multiresistenten Erregern rechtzeitig zu erkennen. Der Vorteil von SDD bei hoher Prävalenz von Methicillin-resistenten Staphylokokken ist nicht bewiesen [139].

In einer 3-armigen, prospektiven, offenen Studie in 13 Intensivstationen mit randomisiertem, halbjährlichem Wechsel zwischen SDD, SOD oder keiner dieser Maßnahmen (cluster randomised design) an über 6000 Patienten zeigte sich zunächst kein Benefit durch SDD oder SOD bezüglich der 28-Tage-Letalität [138]. Allerdings waren die Studiengruppen bezüglich begleitender Risikofaktoren nicht ausgewogen verteilt, zum Nachteil der beiden Behandlungsgruppen. Eine logistische Regressionsanalyse ergab einen signifikanten Überlebensvorteil für die Patienten der SDD-Gruppe, wenn die Faktoren Alter > 65 Jahre und APACHE-Score > 20 rechnerisch ausgeglichen wurden. Nach Einbeziehen weiterer Faktoren zeigte sich für SOD ebenfalls ein signifikanter Überlebensvorteil. Es überrascht nicht, dass das Weglassen der gastralen Antibiotikagabe keinen wesentlichen Einfluss hat, da die Notwendigkeit dieser Maßnahme in der gesamten SDD-Literatur am wenigsten belegt ist und die oral applizierten Antibiotika ohnehin in den Magen gelangen. Ob die intravenöse Antibiotikagabe tatsächlich entbehrlich ist, lässt sich nicht eindeutig beantworten, da in allen SDD-Studien die Mehrheit der Patienten – auch in den Kontrollgruppen – intravenöse Antibiotika bekamen und in den SDD-Gruppen in den meisten Studienprotokollen auf die zusätzliche Gabe von Cefotaxim verzichtet wurde, wenn die Patienten Antibiotika aus klinischer Indikation erhielten. In der Arbeit von de Smet et al. war trotz Routinegabe von Cefotaxim der Gesamtverbrauch an i. v. Antibiotika in der SDD-Gruppe am niedrigsten und in der Standardgruppe am höchsten (Tab. **6**)[2]. ■

Tabelle **6** SDD- und SOD-Regime nach Krüger WA (IntensivNews 2009), mod. nach de Smet et al. (N Engl J Med 2009; 360: 20–31). In modifizierter Form kann SDD oder SOD nach der Mundpflege und nach oralem Absaugen auch mit einer Spritze als orale Suspension gegeben werden: 4 × täglich 10 ml nach folgender Rezeptur: 1,0 g Polymyxin E = Colistin (oder alternativ 0,5 g Polymyxin B), 800 mg Tobramycin, 2,5 g Amphotericin B ad 100 ml Aqua dest.).

| | SDD | SOD |
|---|---|---|
| oral | alle 6 Stunden bis zur Entlassung: 2% Paste mit Polymyxin E, Tobramycin und Amphotericin B, im Mund verteilt | alle 6 Stunden bis zur Entlassung: wie bei SDD |
| gastral | 10 ml Suspension mit 100 mg Polymyxin E, 80 mg Tobramycin und 500 mg Amphotericin B | – |
| intravenös | in den ersten 4 Tagen: 4 × 1 g Cefotaxim oder bei Allergie 2 × 400 mg Ciprofloxacin Ausnahme: bereits bestehende Therapie mit Carbapenemen, Fluorchinolonen, Ceftazidim oder Piperacillin/Tazobactam | – |

[2] Nach Konsentierung sind weitere Daten zur Resistenz unter o. g. 3-armiger Studie online publiziert worden (Oostdijk EA et al. Selective decontamination on resistant Gram-negative bacterial colonization. Am J Respir Crit Care Med. Published ahead of print on December 3, 2009, doi: 10.1164/rccm.200908-1210OC). In respiratorischem Sekret wurden anfänglich Ceftazidim-, Tobramycin- bzw. Ciprofloxacin-resistente Bakterien bei 10%, 10% bzw. 14% der Patienten gefunden. Unter SDD oder SOD fiel der Nachweis signifikant auf 4, 6 bzw. 5% und stieg danach wieder signifikant auf das Ausgangsniveau an (10, 12 bzw. 12%). In Rektalabstrichen wurde gleichermaßen eine signifikante Suppression von Tobramycin- und Ciprofloxacin-resistenten Bakterien während SDD nachgewiesen im Vergleich zum Zeitraum vor und nach Anwendung von SDD, während SOD keinen Einfluss hatte. Im Mittel blieb die Prävalenz Ceftazidim-resistenter Bakterien vor und während Anwendung von SDD gleich (Nachweis bei 6 bzw. 5% der Patienten), stieg aber nach Anwendung von SDD signifikant auf 15% an. Die Daten bestätigen frühere Publikationen, in denen während Anwendung von SDD sogar weniger resistente Bakterien nachgewiesen wurden, der postinterventionelle Anstieg der Ceftazidim-Resistenz in Rektalabstrichen unterstreicht aber nochmals die Notwendigkeit zum Führen von Resistenzstatistiken.

## 5.8 Orale Antiseptika zur Mundpflege

- Es wird **empfohlen**, orale Antiseptika zur Prophylaxe von Infektionen anzuwenden.
  → **Empfehlung Grad A** (Evidenzgrad Ia für [143])

**Kommentar:** Mehrere Arbeiten zeigen, dass die VAP-Inzidenz reduziert werden kann, wenn orale Antiseptika (meist 0,12 – 0,2 % Chlorhexidin) zur Mundpflege-Lösung und zum Zähneputzen bei Intensivpatienten hinzugefügt werden [143 – 146]. In einer Metaanalyse an 1650 Patienten zeichnete sich dadurch aber kein Überlebensvorteil ab [143]. ■

## 5.9 Präemptive antimykotische Behandlung

- Effektivität und Sicherheit einer präemptiven antimykotischen Behandlung bei Intensivpatienten sind nicht ausreichend untersucht [147, 148]; eine derartige Intervention wird daher **nicht empfohlen.**
  → **Empfehlung Grad E** (Evidenzgrad V: Expertenmeinung)

## 5.10 Imprägnierte Gefäßkatheter

- Wenn die Infektionsraten trotz intensiver Kontrollanstrengungen hoch bleiben [142 – 152], wird die Anwendung von mit Antiseptika imprägnierten Kathetern **empfohlen.**
  → **Empfehlung Grad E** (Evidenzgrad V: Expertenmeinung)

**Kommentar:** Antibiotika-imprägnierte Katheter reduzieren die Infektionsraten [153], es ist aber ungeklärt, wie sich ihre routinemäßige Anwendung in Bezug auf die Resistenzrate auswirkt. ■

## 5.11 Personalausstattung

- Eine qualitativ und quantitativ ausreichende Personalausstattung von Intensivstationen wird **empfohlen** [154 – 161].
→ **Empfehlung Grad C** (Evidenzgrad IIb für [161])

**Kommentar:** In der Vergangenheit konnte im Rahmen von Ausbruchsepisoden wiederholt gezeigt werden, dass die Ausbruchsereignisse mit Personalmangelsituationen assoziiert waren. Kürzlich wurde auch für endemische Situationen gezeigt, dass Personalmangel mit einer hohen Sepsisinzidenz assoziiert war [161].

## 5.12 Impfungen

- Bei Patienten mit anatomischer oder funktioneller Asplenie wird unabhängig von der Grunderkrankung vor (falls möglich) oder während des stationären Aufenthaltes nach Splenektomie eine Impfung gegen Pneumokokken **empfohlen**. Bei älteren Kindern (ab 5 Jahren) und Erwachsenen wird die Polysaccharidvakzine **empfohlen**; eine Wiederimpfung (mit Polysaccharidvakzine) sollte alle 5 – 6 Jahre erfolgen.
→ **Empfehlung: Grad B** (Evidenzgrad IIa für [162].

**Kommentar:** Patienten mit Splenektomie aufgrund einer hämatologischen Tumorerkrankung haben ein höheres Risiko einer unzureichenden Impfantwort und ein höheres Risiko für ein Impfversagen [163, 164]. Aufklärung der Patienten, Angehörigen und primär betreuenden Ärzte, Aushändigen eines entsprechenden Ausweises und Dokumentation der Impfungen sind daher wesentlich. Eine dauerhafte Antibiotikaprophylaxe (mit Oralpenicillin oder niedrig dosiertem Erythromycin) wird von einigen Gesellschaften zusätzlich zur Impfung empfohlen [162, 165]. Die Bestimmung von Antikörpertitern nach Impfung zur Indikationsstellung für vorzeitige Wiederimpfung bzw. Antibiotikaprophylaxe ist umstritten [163]. Patienten mit Asplenie haben auch ein höheres Risiko für schwer verlaufende Infektionen nach Bissverletzung, bei Malaria und Babesiose, möglicherweise auch bei anderen Erregern. Die verfügbaren Pneumokokken-Konjugatvakzine sind bislang nur im pädiatrischen Bereich zugelassen.

- Bei Patienten mit anatomischer oder funktioneller Asplenie, die bisher nicht geimpft sind, werden unabhängig von der Grunderkrankung vor (falls möglich) oder 2 Wochen nach Splenektomie die einmalige Impfung gegen Haemophilus Typ B sowie die Impfung gegen Meningokokken Serogruppe C (Konjugatvakzine) und nachfolgend (Abstand 6 Monate) die Impfung mit 4-valentem Meningokokken-Polysaccharid **empfohlen**. Die Impfungen gegen Pneumokokken und Meningokokken werden – analog zur Empfehlung bei Asplenie – auch **empfohlen** bei Patienten mit medikamentöser Immunsuppression bzw. mit andersartigen Immundefekten, bei denen von einer T- und/oder B-zellulären Restfunktion ausgegangen werden kann.
  → **Empfehlung: Grad E** (Evidenzgrad V für [162, 165])
- Bei Patienten mit chronischen Krankheiten (Herz-Kreislauf, Atmungsorgane, Diabetes mellitus, Niere, ZNS incl. Liquorfistel) sowie bei Patienten (unabhängig von einer Grunderkrankung), die 60 Jahre oder älter sind, wird ebenfalls eine Impfung gegen Pneumokokken **empfohlen**. Bei älteren Kindern (ab 5 Jahren) und Erwachsenen wird die Polysaccharid-Vakzine **empfohlen**. Die verfügbaren Pneumokokken-Konjugatvakzine sind bislang nur im pädiatrischen Bereich zugelassen Die Wiederimpfung mit Pneumokokken-Polysaccharid-Vakzine wird bei diesen Patienten inzwischen **nicht mehr empfohlen**[3] (Ausnahme: nephrotisches Syndrom).
  → **Empfehlung: Grad C** (Evidenzgrad IIb für [166, 167])

**Kommentar:** Man rechnet in Deutschland jährlich mit etwa 10 000 Todesfällen durch Pneumokokken-Infektionen. Hauptbetroffene sind Menschen über 60 Jahre. Anhand der Kapselpolysaccharide werden 90 Pneumokokken-Serotypen unterschieden. Die verfügbaren 23-valenten Pneumokokken-Impfstoffe erfassen 90% der Serotypen, die für Pneumokokken-Erkrankungen ursächlich sind. Sie reduzieren das Pneumokken-Bakteriämierisiko um 40 – 50% und verhindern Pneumonie-Todesfälle. Inwieweit Patienten in dieser Altersgruppe, die kürzlich wegen einer Pneumonie stationär behandelt werden, von einer Impfung profitieren, ist nicht klar [168].

[3] Siehe auch „Empfehlungen der Ständigen Impfkommission (STIKO) am Robert Koch-Institut/Stand: Juli 2009". Quelle: Epidemiologisches Bulletin 2009; 30: 279 – 299.

# 6 Kausale Therapie

## 6.1 Fokussanierung

**Vorbemerkung:** Die vollständige Sanierung der septischen Infektionsquelle ist (Grund-)Voraussetzung für eine erfolgreiche Behandlung der schweren Sepsis und des septischen Schocks. Unzureichende Fokussanierung ist mit einer erhöhten Letalität vergesellschaftet [169, 170]. Entsprechend wurde für verschiedene Krankheitsentitäten gezeigt, dass die Zeitdauer zwischen dem Auftreten der septischen Symptomatik und der Einleitung suffizienter Maßnahmen zur Beherrschung des septischen Fokus maßgeblich das Outcome des Patienten bestimmt [171, 172]. Eine operative Fokussanierung kann durch eine oder mehrere Maßnahmen erfolgen:

1. Entfernung von Implantaten (Katheter [173], Gefäßprothesen [174], Osteosynthesematerial [175], Gelenkersatz [176]
2. Inzision bzw. CT-gestützte Drainage von Abszessen [177]
3. Wunderöffnung und Nekrosektomie, Amputation und Fasziotomie [178]
4. Behandlung von Peritonitis, Anastomoseninsuffizienz und Ileus durch Peritoneallavage, Drainage oder Enterostomie [171, 179]
5. Hinsichtlich der Wertigkeit differenter Spülverfahren bei der Behandlung der Peritonitis zeigt die derzeitige Studienlage keine Vorteile für ein bestimmtes Verfahren.

▶ Wir empfehlen frühzeitige Maßnahmen zur Fokussanierung, da diese mit einer Reduktion der Letalität verbunden sind [171, 179].
→ **Empfehlung Grad A** (Evidenzgrad Ic)

**Kommentar:** Randomisierte klinische Studien zur Fokussanierung liegen aufgrund der Schwierigkeit der Studiendurchführung zu diesen Fragestellungen nicht vor [180].

## 6.2 Antimikrobielle Therapie

**Vorbemerkung:** Trotz einer Vielzahl verbesserter supportiver und adjunktiver Therapiemaßnahmen hat sich an der hohen Letalität und Morbidität, die der schweren Sepsis und dem septischen Schock geschuldet sind, innerhalb der letzten 20 Jahre wenig geändert. Grund hierfür sind vor allem Defizite in der frühzeitigen Diagnose, der – wenn immer möglichen – chirurgischen Herdsanierung und/oder der antimikrobiellen Therapie des Infektionsfokus. Einer weltweit steigenden Resistenzentwicklung der wichtigsten Infektionserreger gegenüber allen gängigen Antibiotika einerseits steht andererseits keine vergleichbare Entwicklung neuer antiinfektiver Substanzen gegenüber. Vor allem im Bereich gramnegativer Probleminfektionen mit Non-Fermentern wie Pseudomonas aeruginosa sind auf absehbare Zeit keine neuen Substanzen zu erwarten. Schwerpunkt der gegenwärtigen klinischen Versorgung und Forschung müssen daher präventive Maßnahmen und die Optimierung der antimikrobiellen diagnostischen und therapeutischen Strategien darstellen. Von besonderer Bedeutung sind hierbei eine breite, hochdosierte, frühzeitig applizierte Initialtherapie, eine klinisch und an molekularen Markern orientierte Deeskalationsstrategie und eine – mit Ausnahmen – auf 7 – 10 Tage begrenzte Therapiedauer. Einer engen Zusammenarbeit zwischen Mikrobiologie, Hygiene und klinischer Infektiologie kommt in Anbetracht der dramatischen infektiologischen Probleme in der Zukunft eine entscheidende Bedeutung zu. Zur antimikrobiellen Therapie von Patienten mit schwerer Sepsis liegen keine Ergebnisse aus prospektiven randomisierten kontrollierten Therapiestudien vor. Grund hierfür ist, dass diese Patienten aufgrund der hohen Letalität von den Zulassungsstudien neuer antimikrobieller Substanzen bisher ausgeschlossen wurden. Wichtige Fragen zur Sepsistherapie können dadurch leider nicht beantwortet werden. In den Statistiken internationaler Surveillancesysteme werden als potenzielle nosokomiale Sepsisquellen vor allem Katheter, Wundinfektionen, Urogenitalinfektionen und Pneumonien aufgeführt [181,182]. Mit einer substanziellen Steigerung der Letalität sind allerdings im Wesentlichen die pneumonische, abdominelle und die durch Haut-/Weichteilinfektionen verursachte Sepsis assoziiert [183], da diese Infektionen häufiger mit Organdysfunktionen und damit schweren Verläufen der Sepsis einhergehen. Die Bedeutung des Infektionsortes für die Prognose und die Einschätzung der Erregerepidemiologie muss bei der Planung einer kalkulierten antimikrobiellen Therapie berücksichtigt werden. Die infektionsepidemiologische Variabilität ist allerdings hoch. Nicht nur zwischen verschiedenen Ländern und Regionen, sondern sogar zwischen Krankenhäusern derselben Stadt oder verschiedenen Intensivstationen desselben Hauses kann es erhebliche Unterschiede hinsichtlich der wichtigsten Erreger und Resistenzen geben. Erreger- und Resistenzstatistiken sollten daher für jede Station eines Krankenhauses einzeln erfasst und in regelmäßigen Abständen kommuniziert werden.

- Es wird **empfohlen**, eine antimikrobielle Therapie nach Abnahme von Blutkulturen (siehe Kap. Diagnose der Infektion), jedoch frühest möglich (innerhalb einer Stunde) nach Diagnosestellung der Sepsis zu verabreichen [23].
  → **Empfehlung Grad B** (Evidenzgrad Ic)

**Kommentar:** Eine frühzeitige, intravenös verabreichte, kalkulierte, am individuellen Risikoprofil des Patienten und am ITS-spezifischen mikrobiologischen Resistenzmuster ausgerichtete antimikrobielle Therapie reduziert die Letalität bei Patienten mit gramnegativer und grampositiver Bakteriämie, Fungämie und Sepsis [31, 184–204].

- Es wird **empfohlen**, das gewählte antimikrobielle Regime alle 48–72 Stunden anhand klinischer und mikrobiologischer Kriterien neu zu evaluieren, um das antimikrobielle Spektrum zu verengen und damit das Risiko von Resistenzen, die Toxizität und die Kosten zu verringern.
  → **Empfehlung Grad E** (Evidenzgrad V: Expertenmeinung)
- Falls eine Infektion nach klinischen und/oder mikrobiologischen Kriterien nicht bestätigt werden kann, wird **empfohlen**, die antimikrobielle Behandlung einzustellen.
  → **Empfehlung Grad E** (Evidenzgrad V: Expertenmeinung)
- Es wird **empfohlen**, die Dauer der antimikrobiellen Therapie nach der klinischen Reaktion auszurichten; im Allgemeinen ist eine Therapiedauer länger als 7–10 Tage nicht erforderlich.
  → **Empfehlung Grad C** (Evidenzgrad IIb für [18])
- Es wird **empfohlen**, ein Pseudomonas-wirksames Antibiotikum anzuwenden (Ureidopenicilline [Piperacillin] oder Dritt- bzw. Viertgenerations-Cephalosporine [Ceftazidime oder Cefepime]) oder Carbapeneme (Imipenem oder Meropenem) unter Berücksichtigung lokaler Resistenzmuster einzusetzen.
  → **Empfehlung Grad E** (Evidenzgrad V: Expertenmeinung)

**Kommentar:** Die Überlegenheit einer Kombinationstherapie mit einem Aminoglykosid konnte nicht belegt werden [205], wobei die Datenlage zur Pseudomonas-Sepsis nicht ausreicht und für die Kombination Betalaktam-Antibiotika plus Fluorchinolone außer einer negativen Studie bei VAP-Patienten [206] ebenfalls keine verlässlichen Daten vorliegen. Fluorchinolone sollten aufgrund der steigenden Resistenzlage bei Enterobacteriaceae und Pseudomonas als Monotherapie nicht verwendet werden. Ceftazidim muss mit einer Substanz im grampositiven Wirkungsbereich kombiniert werden.

- Bei dringendem Verdacht auf eine MRSA-Infektion wird **empfohlen**, eine MRSA-wirksame Therapie mit Linezoliden bzw. Daptomycin (letzteres bei schweren Haut-/Weichteilinfektionen bzw. MRSA-Bakteriämie unklarer Genese) einzuleiten.
  → **Empfehlung Grad E** (Evidenzgrad V: Expertenmeinung)

**Kommentar:** Für eine Kombinationstherapie mit Fosfomycin oder Rifampicin fehlen leider klinische Studien. Fusidinsäure steht Deutschland nicht zur Verfügung. Auch zur Kombinationstherapien mit Linezolid gibt es keine verlässlichen Daten. Für schwere Haut- und Weichteilinfektionen und eine MRSA-Bakteriämie unklarer Genese liegen Daten für Daptomycin vor [207]. Tigecyclin ist für intraabdominelle Infektion und schwere Haut- und Weichteilinfektion zugelassen Es existieren aber Fallberichte zu septischen Patienten [208].

- Bei pulmonalen MRSA-Infektionen wird eine Glykopeptid-Monotherapie **nicht empfohlen**, da Glykopeptide aufgrund ihrer Molekülgröße schlecht in das Gewebe penetrieren [209–211].
  → **Empfehlung Grad C** (Evidenzgrad IIb für [211])

**Kommentar:** Aus klinischer Sicht stehen außer Glykopeptiden und Linezolid keine in klinischen Studien geprüften Substanzen für die MRSA-Pneumonie zur Verfügung. Linezolid war in einer Studie [211] zwar etwas vorteilhafter, in einer anderen [212] im primären Endpunkt Vancomycin jedoch nicht überlegen. Grundsätzlich stehen daher zur Therapie der MRSA-Pneumonie nur Glykopeptide und Linezolid zur Verfügung [211, 212].

- Bei gesicherten pulmonalen MRSA-Infektionen [211,212] sowie Haut- und Weichteilinfektionen wird eine Linezolidbehandlung **empfohlen**, die einer Vancomycin-Monotherapie überlegen ist [213–215].
  → **Empfehlung Grad C** (Evidenzgrad IIb für [214,215])

**Kommentar:** Glykopeptide penetrieren aufgrund ihrer Molekülgröße schlecht in das Gewebe [211]. Ob bei anderen, z. B. intraabdominellen Infektionen mit MRSA eine Glykopeptid-Monotherapie empfohlen werden kann, ist nicht untersucht. Die Kombinationstherapie von Vancomycin mit Rifampicin zeigte in einer kleinen, nicht randomisierten Studie bei Verbrennungspatienten [216] eine gegenüber Vancomycin überlegene Wirkung. Zur Kombination von Vancomycin und Fosfomycin gibt es nur In-vitro-Daten [217]. Für die Kombination aus Teicoplanin und Rifampicin gibt es nur eine Fallserie, die Wirksamkeit und Sicherheit nahelegt [218]. In einzelnen Fallserien wurde die Kombination aus Rifampicin und Fusidinsäure angewendet [219]. Fusidinsäure ist jedoch inzwischen ebenfalls durch Resistenzprobleme belastet.

- Bei Sepsis infolge einer ambulant erworbenen Pneumonie wird eine Kombination aus Betalaktam-Antibiotika und Makrolid **empfohlen** [220].
  → **Empfehlung Grad B** (Evidenzgrad Ib für [220])
- Eine antimykotische Therapie bei Candidämie wird **empfohlen** [221,222].
  → **Empfehlung Grad C (**Evidenzgrad IIb für [222])
- Es wird **nicht empfohlen**, Antimykotika bei nicht neutropenischen, nicht immunsupprimierten Patienten routinemäßig als kalkulierte Therapie bei Patienten mit schwerer Sepsis oder septischem Schock einzusetzen [223].
  → **Empfehlung Grad E (**Evidenzgrad V; Expertenmeinung)

**Kommentar:** Die niedrige Inzidenz von invasiven Candida-Infektionen auf Intensivstationen bei gleichzeitiger Gefahr der Resistenzentwicklung rechtfertigt den kalkulierten Einsatz von Antimykotika nicht [70,224]. Bei neutropenischen Patienten sollten Antimykotika bei unklarem Fieber dann eingesetzt werden, wenn eine kalkulierte Antibiotikatherapie nach 72–96 Stunden erfolglos war und der klinische Zustand des Patienten sich verschlechtert [225]. Zur Behandlung neutropenischer Patienten siehe [226].

# 7 Supportive Therapie

## 7.1 Hämodynamische Stabilisierung

**Vorbemerkung:** Ziel der hämodynamischen Stabilisierung ist das Erreichen eines adäquaten zellulären $O_2$-Angebotes unmittelbar nach Diagnosestellung der schweren Sepsis bzw. des septischen Schocks [227].

▶ Obgleich der Nutzen eines erweiterten hämodynamischen Monitorings in Bezug auf die Überlebensrate und die Morbidität nicht belegt ist, **empfehlen** wir bei erhöhtem Vasopressorbedarf ein erweitertes hämodynamisches Monitoring.
→ **Empfehlung Grad E** (Evidenzgrad V: Expertenmeinung)

**Kommentar:** Zur Abschätzung der myokardialen Vorlast sind volumetrische Parameter (transpulmonale Indikatordilution, Echokardiografie) den Füllungsdrücken überlegen [228–231].

## 7.2 Maßnahmen zur initialen hämodynamischen Stabilisierung

▶ Eine Volumensubstitution wird als erste Maßnahme zur hämodynamischen Stabilisierung **empfohlen.**
→ **Empfehlung Grad A** (Evidenzgrad Ic)

**Kommentar:** Bei Patienten mit vermuteter Hypovolämie sollten initial 500–1000 ml Kristalloide oder 300–500 ml Kolloide über 30 Minuten verabreicht werden. In der Regel ist der Volumenbedarf von Patienten mit schwerer Sepsis oder septischem Schock initial erheblich höher. Eine Wiederholung der Volumengabe richtet sich nach Wirkung (Anstieg von Blutdruck, Diurese, $ScvO_2$) und Toleranz (Hinweis auf intravasale Hypervolämie) [23].

▶ Zielparameter ist eine zentralvenöse Sauerstoffsättigung ($ScvO_2$) > 70% [227]. Um eine $ScvO_2$ > 70% zu erzielen, wird die Gabe von Volumen, Dobutamin und Erythrozytenkonzentraten (bei einem Hämatokrit < 30%) **empfohlen.**
→ **Empfehlung Grad B** (Evidenzgrad Ib für [227])

**Kommentar:** Die Effektivität dieser Maßnahme ist jedoch bisher nur für Patienten mit initial deutlich erhöhten Laktatwerten eindeutig belegt. Bei Patienten mit chronischer Herzinsuffizienz können $ScvO_2$-Werte < 70% ohne Zeichen der Gewebehypoxie bzw. Organminderperfusion vorliegen. Welche der oben genannten Maßnahmen zur Anhebung der $ScvO_2$ auf > 70% im Einzelnen zum Überlebensvorteil beitragen, ist nicht geklärt. Ob eine diskontinuierliche Messung der $ScvO_2$ einer kontinuierlichen Messung gleichwertig ist, ist ebenfalls nicht geklärt.

▶ Zur frühen hämodynamischen Stabilisierung wird ein Bündel von folgenden hämodynamischen Zielkriterien **empfohlen**:
- ZVD ≥ 8 bzw. ≥ 12 mmHg unter mechanischer Beatmung
- MAP ≥ 65 mmHg
- Diurese ≥ 0,5 ml/kg/h
- zentralvenöse Sauerstoffsättigung ($ScvO_2$) ≥ 70% [227]
- Laktat ≤ 1,5 mmol/l bzw. Abfall des Laktats

→ **Empfehlung Grad C** (Evidenzgrad IIc für [227])

**Kommentar:** Eine Reihe von aktuellen Studien hat zeigen können, dass ein konsequentes Umsetzen dieses Bündels mit einer geringeren Sepsissterblichkeit einhergeht [112, 232–234].

## 7.3 Fortführende Maßnahmen zur hämodynamischen Stabilisierung

▶ Obwohl keine gesicherten Daten vorliegen, wird auch im weiteren Verlauf eine Orientierung an den o.g. Maßnahmen **empfohlen.**
→ **Empfehlung Grad E** (Evidenzgrad V: Expertenmeinung)

## 7.4 Volumentherapie

▶ Nach der gegenwärtigen Datenlage kann der Einsatz von HAES-Lösungen (200/0,5 und 200/0,62) bei Patienten mit schwerer Sepsis bzw. septischem Schock **nicht empfohlen** werden.
→ **Empfehlung Grad A** (Evidenzgrad Ia für [235–238])

**Kommentar:** In der randomisierten, multizentrischen VISEP-Studie konnte bei Patienten mit schwerer Sepsis und septischem Schock gezeigt werden, dass mit einer modifizierten Ringer-Laktatlösung eine nahezu gleich schnelle hämodynamische Stabilisierung und Optimierung des Sauerstofftransports zu erzielen ist wie mit einer hyperonkotischen Hydroxyäthylstärkelösung (HAES200/0,5). Das hierzu erforderliche kristalloide Volumen war lediglich 30–40% höher als der Bedarf an kolloidalem Volumen. Auch in der randomisierten, multizentrischen SAFE-Studie konnte gezeigt werden, dass bei hypovolämischen Intensivpatienten mit lediglich 30–40% mehr 0,9%iger NaCl-Lösung die gleichen hämodynamischen Endpunkte erzielt werden können wie mit einer 4%igen Humanalbuminlösung. In einer weiteren randomisierten multizentrischen Studie, in welcher der Einfluss einer hyperonkotischen Hydroxyäthylstärkelösung (HAES200/0,6) im Vergleich zu einer 3%igen Gelatinelösung auf die Entwicklung eines akuten Nierenversagens bei Patienten mit schwerer Sepsis und septischem Schock untersucht wurde, zeigte sich eine um 19% höhere Inzidenz eines akuten Nierenversagens unter HAES200/0,6 [236]. In der VISEP-Studie fand sich beim Vergleich einer modifizierten Ringer-Laktatlösung mit HAES10% 200/0,5 eine um 12% erhöhte Inzidenz von akutem Nierenversagen und eine Verdopplung der Notwendigkeit eines Nierenersatzverfahren unter HAES200/0,5. Die negativen Effekte auf die Nierenfunktion waren dosisabhängig, traten jedoch auch bei Patienten auf, bei denen eine Tagesdosis von 22 ml/kg KG pro Tag nie überschritten wurde, sowie bei einer kumulativen Dosis von lediglich 48 ml/kg KG. Patienten mit einer höheren kumulativen HAES-Gabe (136 ml/kg KG) hatten eine um 17% höhere 90-Tage-Sterblichkeit. In der SAFE-Studie zeigte sich in einer Subgruppe von 1620 Patienten mit Sepsis ein Trend zu einer reduzierten 28-Tage-Sterblichlichkeit unter Humanalbumintherapie als Volumenersatz (788 Patienten; p = 0,088) [239]. Vergleichende Untersuchungen von Gelatinelösungen mit kristalloiden Lösungen oder mit Humanalbumin liegen für Patienten mit schwerer Sepsis oder septischem Schock nicht vor. Daten zur Sicherheit von „moderneren" niedermolekularen HAES-Lösungen und Gelatinelösungen bei schwerer Sepsis bzw. septischem

Schock fehlen [237, 238], sind aber vor allem in Hinsicht auf die kumulative Dosis (> 50 ml/kg KG) dringend erforderlich, siehe http://www.fda.gov/downloads/BiologicsBloodVaccines/BloodBloodProducts/ApprovedProducts/NewDrugApplicationsNDAs/UCM163909.pdf.

- Nach der gegenwärtigen Datenlage kann der Einsatz von niedermolekularen HAES-Lösungen und anderen künstlichen kolloidalen Lösungen bei Patienten mit schwerer Sepsis bzw. septischem Schock **nicht empfohlen** werden.
  → **Empfehlung Grad E** (Evidenzgrad V: Expertenmeinung)
- Bei Patienten mit schwerer Sepsis bzw. septischem Schock kann eine Gabe von Humanalbumin **erwogen** werden.
  → **Empfehlung Grad E** (Evidenzgrad V: Expertenmeinung)
- Wir **empfehlen** zur hämodynamischen Stabilisierung einen Volumenersatz mit kristalloiden Lösungen.
  → **Empfehlung Grad B** (Evidenzgrad Ib für [235])

## 7.5 Therapie mit Inotropika und Vasopressoren

- Besteht trotz Volumentherapie weiterhin ein eingeschränktes Herzzeitvolumen, **empfehlen** wir Dobutamin als Katecholamin der ersten Wahl [240].
  → **Empfehlung Grad E** (Evidenzgrad V: Expertenmeinung)
- Besteht trotz einer Behandlung mit Dobutamin weiterhin eine linksventrikuläre Pumpfunktionsstörung, kann eine Therapie mit Adrenalin, Phosphodiesterasehemmern oder Levosimendan **erwogen** werden.
  → **Empfehlung Grad E** (Evidenzgrad V: Expertenmeinung)

**Kommentar:** Phosphodiesterasehemmer und Levosimendan können die im septischen Schock typische arterielle Vasodilatation noch verstärken und den Vasopressorbedarf erheblich steigern.

- Eine prinzipielle Anhebung des Herzzeitvolumens auf prädefinierte supranormale Zielgrößen (Konzept der „supramaximalen Sauerstoffversorgung") kann **nicht empfohlen** werden [241 – 243].
  → **Empfehlung Grad C** (Evidenzgrad IIb für [242])
- Die Verwendung von Dopexamin in der Therapie von Patienten mit schwerer Sepsis oder septischem Schock kann **nicht empfohlen** werden [244 – 248].
  → **Empfehlung Grad E** (Evidenzgrad V: Expertenmeinung)

- Wenn die Volumentherapie nicht ausreicht, um einen adäquaten arteriellen Mitteldruck (> 65 mmHg) zu erzielen bzw. die Organperfusion aufrechtzuerhalten, wird **empfohlen**, vasopressorische Katecholamine anzuwenden.
  → **Empfehlung Grad B** (Evidenzgrad Ic)

**Kommentar:** Bei einigen Patienten (z. B. bei vorbestehender arterieller Hypertonie) kann ein höherer Mitteldruck sinnvoll sein.

- Die momentane Datenlage erlaubt eine eindeutige Empfehlung eines bestimmten Vasopressors nicht [249]. Wir empfehlen den Einsatz von Noradrenalin als Substanz der ersten Wahl [240, 250].
  → **Empfehlung Grad E** (Evidenzgrad IIb)

**Kommentar:** Eine Vasopressortherapie kann bei lebensbedrohlicher Hypotension kurzfristig auch dann notwendig sein, wenn die Volumentherapie noch nicht ausgeschöpft ist. Für Adrenalin gibt es Hinweise für negative Auswirkungen auf die gastrointestinale Perfusion [181, 182]. Eine randomisierte multizentrische Studie an 330 Patienten hat jedoch keinen Unterschied zwischen einer Kombinationstherapie mit Dobutamin/Noradrenalin und einer Monotherapie mit Adrenalin bezüglich der 28-Tage-Sterblichkeit aufgezeigt [251]. Eine Kombination von Adrenalin und Dobutamin ist nicht zu empfehlen [252].

- Die routinemäßige Anwendung von Vasopressin kann **nicht empfohlen** werden.
  → **Empfehlung Grad E** (Evidenzgrad V: Expertenmeinung)

**Kommentar:** Vasopressin kann den arteriellen Blutdruck bei Patienten mit septischem Schock steigern [253–256], führt aber zu einer deutlichen Reduktion des Herzzeitvolumens und zu einer Umverteilung regionaler Blutflüsse. Bei Dosierungen > 0,04 U/min wurden Myokardischämien, Abfälle des Herzzeitvolumens, Herzstillstand und ischämische Hautläsionen beschrieben [255, 257]. Nach Ergebnissen der VASST-Studie ist Vasopressin, wenn überhaupt, bei Patienten mit einer niedrigen Noradrenalindosis (< 15 µg pro Minute) vorteilhaft [258]. Darüber hinaus ist das in der VASST-Studie untersuchte Patientengut mit septischem Schock aufgrund vielfältiger Ausschlusskriterien nicht repräsentativ für die klinische Praxis.

- Der Einsatz von niedrig dosiertem Dopamin (5 µg · $kg^{-1}$ · $min^{-1}$) zur Nephroprotektion kann **nicht empfohlen** werden, da weder positive Effekte auf die Nierenfunktion noch auf das Überleben von Intensivpatienten nachgewiesen werden konnten und Dopamin unerwünschte endokrinologische und immunologische Nebenwirkungen hat [259 – 264].
→ **Empfehlung Grad A** (Evidenzgrad Ia für [263])

## 7.6 Nierenersatzverfahren

**Vorbemerkungen:** Der Eintritt eines akuten Nierenversagens (ANV) (Tab. **7**) bei Patienten mit schwerer Sepsis und septischem Schock ist ein unabhängiger Risikofaktor für die Letalität dieser Patienten [265]. Die Optimierung der systemischen Hämodynamik ist die wichtigste Maßnahme, um die Entwicklung und Progression eines ANV günstig zu beeinflussen.

Tabelle **7** Definition des ANV – Acute Kidney Injury-(AKI-)Kriterien [266].

| AKI-Stadium | Serum-Kreatinin-Kriterien Veränderungen in < 48 Stunden | Urinfluss-Kriterien |
|---|---|---|
| 1 | Anstieg des Serum-Kreatinins ≥ 0,3 mg/dl (≥ 26,4 µmol/l) oder Anstieg ≥ 1,5 – 2,0-Fache des Ausgangswerts | < 0,5 ml/kg/h für > 6 h |
| 2 | Anstieg des Serum-Kreatinins > 2,0 – 3,0-Fache des Ausgangswerts | < 0,5 ml/kg/h für > 12 h |
| 3 | Anstieg des Serum-Kreatinins > 3,0-Fache des Ausgangswerts (oder Serum-Kreatinin ≥ 4,0 mg/dl [≥ 354 µmol/l] mit einem akuten Anstieg ≥ 0,5 mg/dl [44 µmol/l] oder alle Patienten mit akuter Notwendigkeit eines Nierenersatzes | < 0,3 ml/kg/h für > 24 h oder Anurie für > 12 h |

- Diuretika führen zu keiner Verbesserung der Nierenfunktion, auch gibt es keine Evidenz, dass Diuretika das Outcome eines ANV günstig beeinflussen. Eine Diuretikagabe kann **erwogen** werden, um die Reaktion der Niere nach adäquater Volumentherapie zu testen oder um bei erhaltener Diurese das Volumenmanagement zu erleichtern.
  → **Empfehlung Grad E** (Evidenzgrad V: Expertenmeinung)
- Bei nicht ausreichender Diurese oder Beginn eines Nierenersatzes wird **nicht empfohlen**, Diuretika weiter zu verabreichen, um Nebenwirkungen wie Ototoxizität zu vermeiden.
  → **Empfehlung Grad E** (Evidenzgrad V: Expertenmeinung)
- Bei Patienten mit ANV im Rahmen einer schweren Sepsis oder eines septischen Schocks ist ein kontinuierliches, konvektives venovenöses Nierenersatzverfahren (CVVH) einem intermittierenden diffusiven Verfahren (intermittierende Hämodialyse, IHD) als gleichwertig zu empfehlen.
  → **Empfehlung Grad B** (Evidenzgrad Ib für [267] und IIa für [268,269])

**Kommentar:** Zwei Metaanalysen unter Berücksichtigung zahlreicher nicht randomisierter Studien an kleinen Patientenzahlen zeigten keinen signifikanten Unterschied bezüglich der Letalität von Patienten, die mit kontinuierlichen versus intermittierenden Nierenersatzverfahren behandelt wurden [268, 269]. Auch wenn diese Analysen ausschließlich randomisierte Studien berücksichtigten, zeigte sich kein Unterschied [269]. Bisher wurden 5 prospektive, randomisierte Studien zu diesem Thema publiziert [267, 270–273]. Vier davon zeigten keinen Unterschied in der Letalität, eine Studie fand eine signifikant höhere Letalität in der Gruppe der Patienten, die mit einem kontinuierlichen Nierenersatzverfahren behandelt wurden [272]. Allerdings waren die Patienten in dieser Studie nicht balanziert randomisiert worden; so wiesen Patienten mit kontinuierlichem Nierenersatzverfahren bereits bei Studieneinschluss einen höheren Krankheitsschweregrad auf. Die neueste und größte Studie schloss 360 Patienten mit ANV und Multiorganversagen ein, davon hatten 69 % in der IHD-Gruppe und 56 % in der CVVH-Gruppe eine Sepsis als Ursache für das ANV. Ein Unterschied hinsichtlich der Letalität fand sich zwischen den beiden Gruppen nicht [267].

- Bei hämodynamisch instabilen Patienten wird eine CVVH **empfohlen**, da dieses Verfahren im Vergleich zu einer konventionellen IHD besser verträglich ist [274] und die Flüssigkeitsbilanzierung erleichtert [270, 272].
  → **Empfehlung Grad C** (Evidenzgrad IIb für [270, 272, 274])
- Durch Modifikation einer IHD (z. B. längere Dialysezeiten, gekühltes Dialysat, reduzierter Blut- und Dialysatfluss) kann eine einer CVVH gleichwertige hämodynamische Stabilität erreicht werden [267, 275, 276].
  → **Empfehlung Grad B** (Evidenzgrad Ib für [267] und IIa für [275, 276])

**Kommentar:** Bezüglich der hämodynamischen Toleranz der einzelnen Nierenersatzverfahren gibt es derzeit keine eindeutigen Hinweise, die eine Überlegenheit kontinuierlicher Verfahren belegen. Zwei prospektive Studien berichten allerdings über eine bessere hämodynamische Toleranz mit CVVH [270, 274], jedoch ohne eine Verbesserung der Organperfusion [274] oder einen Überlebensvorteil [270] aufzeigen zu können. Vier weitere prospektive Studien fanden keinen signifikanten Unterschied im mittleren arteriellen Blutdruck oder Abfall des systolischen Blutdrucks zwischen den beiden Methoden [267, 271, 273, 277]. Die hämodynamische Toleranz intermittierender Verfahren lässt sich durch Modifikationen wie z. B. längere Dialysezeiten, gekühltes Dialysat und reduzierten Blut- und Dialysatfluss deutlich verbessern und damit der hämodynamischen Toleranz kontinuierlicher Verfahren angleichen [267, 275, 276]. Hinsichtlich der Flüssigkeitsbilanzierung zeigten 2 Studien eine signifikante Verbesserung der Bilanzziele durch den Einsatz kontinuierlicher Nierenersatzverfahren [270, 272].

▶ Um eine urämische Stoffwechsellage zu vermeiden, wird **empfohlen**, bei Patienten mit schwerer Sepsis/septischem Schock und bestehendem oligurischen ANV frühzeitig ein Nierenersatzverfahren einzuleiten.
→ **Empfehlung Grad E** (Evidenzgrad V: Expertenmeinung)

**Kommentar:** Zur Frage eines „frühen" oder „späten" Beginns kann aufgrund wenig robuster Daten keine klare Empfehlung gegeben werden. Der Beginn muss oft individuell entschieden werden. Um metabolische Entgleisungen und urämische Komplikationen zu vermeiden, sollte bei schwerst kranken Patienten mit einem sich rasch entwickelnden ANV und persistierender Oligurie (< 500 ml/pro 24 Stunden über 6 – 24 Stunden trotz Therapie) der Beginn eines Nierenersatzverfahrens nicht verzögert werden. ■

▶ Bei kritisch kranken Patienten mit ANV wird eine ausreichend hohe Dosis eines Nierenersatzverfahrens (CVVH oder CVVHDF: mindestens > 20 ml/kg/h Ultrafiltrationsrate; IHD: mindestens 3 × pro Woche, Kt/$V_{urea}$ 1,2 – 1,4) **empfohlen**. Eine Intensivierung der Dosis (CVVHDF 35 ml/kg/h, IHD täglich) ist nach aktuellen Studien nicht mit einer Reduktion der Sterblichkeit dieser Patienten verbunden [278, 279].
→ **Empfehlung Grad B** (Evidenzgrad Ib für [280])

**Kommentar:** Sechs randomisierte, kontrollierte Studien haben die Frage untersucht, ob die verwendete Dosis des jeweiligen Nierenersatzverfahrens die Letalität bei kritisch kranken Patienten mit akutem Nierenversagen günstig beeinflusst [280 – 285]. Drei Studien wiesen eine Letalitätsreduktion bei Patienten nach, die mit einer höheren Dosis des Nierenersatzverfahrens (CVVH 35 ml/kg/h Ultrafiltration [282, 283], IHD täglich [284]) behandelt wurden. Jedoch konnte in 3 Studien diesbezüglich kein Überlebensvorteil nachgewiesen werden [280, 281, 285]. Keine dieser Studien wurde a priori bei Patienten mit schwerer Sepsis bzw. septischem Schock durchgeführt. Im Gegensatz zu den anderen Studien wiesen jedoch in der größten und aktuellsten Studie 63 % der Patienten eine Sepsis auf [280]. In dieser Studie war die Intensivierung der Dosis des Nierenersatzverfahrens (CVVHDF 35 ml/kg/h oder tägliche IHD) nicht mit einer Letalitätsreduktion gegenüber einer konventionellen Dosis (CVVHDF 20 ml/kg/h, Dialyse 3 × pro Woche mit Kt/$V_{urea}$ > 1,2 – 1,4 pro IHD-Sitzung) verbunden. ■

- Konventionelle Nierenersatzverfahren (CVVH und IHD) sind nicht geeignet, die Plasmakonzentrationen von Entzündungsmediatoren bei Patienten mit schwerer Sepsis bzw. septischem Schock signifikant zu beeinflussen [286–288]. Über eine renale Indikation hinaus kann ihr Einsatz daher **nicht empfohlen** werden.
  → **Empfehlung Grad C** (Evidenzgrad IIb für [286])

**Kommentar:** Dagegen sind neuere extrakorporale Verfahren mit dem Ziel einer gesteigerten Elimination von Entzündungsmediatoren wie z. B. „high volume" Hämofiltration (HVHF), „high cut-off" Hämofiltration oder adsorptive Verfahren (z. B. Endotoxinadsorption, Immunadsorption) zwar prinzipiell geeignet, die Plasmakonzentrationen bestimmter Mediatoren zu beeinflussen. Nutzen und Gefahren dieser Methoden für den septischen Patienten müssen jedoch in randomisierten Outcome-Studien überprüft werden. Außerhalb von Studien kann der Einsatz dieser Verfahren zur Therapie der schweren Sepsis bzw. des septischen Schocks derzeit jedoch nicht empfohlen werden. ■

## 7.7 Airway-Management und Beatmung

- Es wird **empfohlen**, die oximetrische Sauerstoffsättigung bei über 90% zu halten [289].
  → **Empfehlung Grad B** (Evidenzgrad Ic)
- Es wird **empfohlen**, Patienten mit schwerer Sepsis oder septischem Schock frühzeitig zu beatmen.
  → **Empfehlung Grad E** (Evidenzgrad V: Expertenmeinung)

**Kommentar:** Zu den Indikationen gehören schwere Tachypnoe (Atemfrequenz > 35/min), muskuläre Erschöpfung (Einsatz der Atemhilfsmuskulatur), eingeschränkte Vigilanz und ein Sättigungsabfall ≤ 90% trotz Sauerstoffinsufflation. ■

- Es wird **empfohlen**, Patienten mit schwerer Sepsis oder septischem Schock und ALI/ARDS (Tab. **8**) mit einem niedrigen Atemzugvolumen (von 6 ml/kg Standardkörpergewicht) und einem Plateaudruck von < 30 $cmH_2O$ zu beatmen (Tab. **9**) [290, 291].
  → **Empfehlung Grad A** (Evidenzgrad Ib für [290, 292]).

Tabelle **8** Definition des Acute Lung Injury (ALI) und des Adult Respiratory Distress Syndrome (ARDS).

| | |
|---|---|
| **ALI** | $PaO_2/FIO_2 \leq 300$ mmHg<br>bilaterale Infiltrate im Röntgen-Thorax<br>PCWP < 18 mmHg bzw. kein Anhalt für Linksherzversagen |
| **ARDS** | $PaO_2/FIO_2 \leq 200$ mmHg<br>bilaterale Infiltrate im Röntgen-Thorax<br>PCWP < 18 mmHg bzw. kein Anhalt für Linksherzversagen |

Tabelle **9** Beatmungsmanagement von Patienten mit ALI/ARDS gemäß den Empfehlungen des ARDSNET [290], modifiziert nach [23].

- Kontrollierte Beatmung
- Tidalvolumen auf 6 ml/kg Standardkörpergewicht* reduzieren
- Plateaudruck unter 30 cm $H_2O$ halten
- Tidalvolumen auf bis zu 4 ml/kg Sollgewicht reduzieren, um den Plateaudruck unter 30 cm $H_2O$ zu halten
- $SaO_2$ bzw. $SpO_2$ zwischen 90 und 95 % halten

Voraussichtlicher PEEP in Abhängigkeit von der $FiO_2$

| $FiO_2$ | 0,3 | 0,4 | 0,5 | 0,6 | 0,7 | 0,8 | 0,9 | 1,0 |
|---|---|---|---|---|---|---|---|---|
| PEEP | 5 | 5–8 | 8–10 | 10 | 10–14 | 14 | 14–18 | 20–24 |

* Berechnung des Standardkörpergewichts:
$Gewicht_{Männer}$ [kg] = 50,0 + 0,91 (Größe [cm] – 152,4)
$Gewicht_{Frauen}$ [kg] = 45,5 + 0,91 (Größe [cm] – 152,4)

**Kommentar:** Bei allen beatmeten Patienten sollte das Standardkörpergewicht (Tab. **9**) routinemäßig bestimmt werden. Bei ca. 30 % der Patienten mit schwerem ARDS können auch Atemzugvolumina von 6 ml/kg KG zu einer Überblähung führen. Diese Patienten sollten mit einem niedrigeren Tidalvolumen beatmet werden [293]. Selbst bei niedrigem Plateaudruck führt eine Beatmung mit hohen Atemzugvolumina zu einer erhöhten Letalität [294].

- Es wird **empfohlen**, eine mechanische Beatmung immer mit positiv endexspiratorischen Drücken (PEEP) durchzuführen [291].
  → **Empfehlung Grad B** (Evidenzgrad Ic)

**Kommentar:** Über die Höhe des PEEP kann zurzeit keine Empfehlung gegeben werden. Die in Tab. **9** genannten Werte gelten als Orientierung.

- Es wird **empfohlen**, bei beatmeten Patienten mit ALI/ARDS, die bei niedrigen Tidalvolumina hohe $pCO_2$-Werte aufweisen, eine Hyperkapnie zu tolerieren [295, 296].
  → **Empfehlung Grad D** (Evidenzgrad IIIb für [295])

**Kommentar:** Eine permissive Hyperkapnie sollte nur bis zu einem pH-Wert von 7,2 ohne Pufferung durchgeführt werden [297].

- Bei Patienten mit erhöhtem intrakraniellem Druck besteht eine relative Kontraindikation für eine permissive Hyperkapnie. Es wird **empfohlen**, eine Behandlung nur unter Kontrolle des intrakraniellen Drucks und Abwägen der Risiken durchzuführen.
  → **Empfehlung Grad E** (Evidenzgrad V: Expertenmeinung)
- Eine Bauchlagerung bzw. 135°-Seitenlage bei schweren Oxygenierungsstörungen ($PaO_2/FiO_2 \leq 88$ mmHg) wird **empfohlen**.
  → **Empfehlung Grad C** (Evidenzgrad IIb für [298])

**Kommentar:** Eine Bauchlagerung bzw. 135°-Seitenlage kann die Oxygenierung signifikant verbessern. Allerdings konnte ein Überlebensvorteil von Patienten nur bei schwerem ARDS nachgewiesen werden [298, 299].

- Eine routinemäßige Therapie mit inhalativem Stickstoffmonoxid (NO) kann **nicht empfohlen** werden.
  → **Empfehlung Grad A** (Evidenzgrad Ib für [300, 301]

**Kommentar:** Durch die Gabe von inhalativem Stickstoffmonoxid (NO) konnte bei Intensivpatienten mit ALI/ARDS kein Überlebensvorteil nachgewiesen werden [300, 302].

- Es wird **empfohlen**, alle Patienten, die hämodynamisch stabil, ansprechbar und ausreichend oxygeniert sind, einmal pro Tag einem Spontanatmungsversuch zu unterziehen, um die Möglichkeit zu einer Extubation zu überprüfen [303 – 305] (Abb. **1**).
  → **Empfehlung Grad A** (Evidenzgrad Ib für [304, 305])

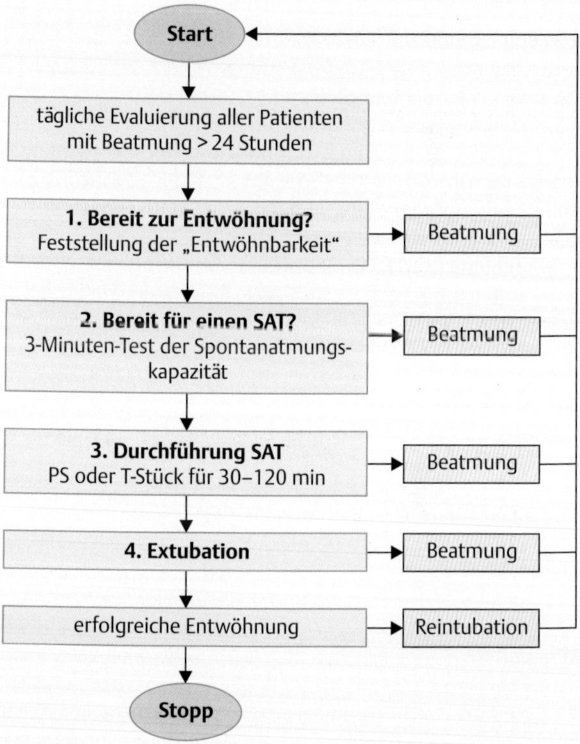


Abb. **1** Beispiel eines Weaning-Schemas nach Kuhlen (mod. nach [303, 306]); SAT = Spontanatmungstest.

# 8 Adjunktive Therapie

**Definition:** Eine adjunktive Therapie ist eine Behandlung *gemeinsam mit und zusätzlich zur* kausalen und supportiven Therapie der Sepsis.

## 8.1 Glukokortikosteroide

- Eine Behandlung mit hochdosierten Glukokortikosteroiden wird in der Therapie von Patienten mit schwerer Sepsis bzw. septischem Schocks **nicht empfohlen** [307, 308].
  → **Empfehlung Grad A** (Evidenzgrad Ib für [307, 308])
- Niedrig dosiertes intravenös verabreichtes Hydrocortison in einer Dosierung von 200 – 300 mg/d kann nach der gegenwärtigen Datenlage in der Behandlung von Patienten mit septischem Schock **nicht** mehr **empfohlen** werden.
  → **Empfehlung Grad B** (Evidenzgrad Ib für [309])

**Kommentar:** Die bisherige Empfehlung zur Gabe von Hydrocortison beruhte im Wesentlichen auf den Ergebnissen einer randomisierten, multizentrischen, placebokontrollierten Studie, in der Hydrocortison in einer Dosierung von 50 mg i. v. 6-stündlich plus Fludrocortison 50 mg p. o. 24-stündlich oder Placebo über 7 Tage verabreicht wurde. Vorher wurde ein ACTH-Stimulationstest mit 250 µg Kortikotropin durchgeführt, um Patienten mit „relativer NNR-Insuffizienz" zu identifizieren („Non-Responder": ≤ 9 µg/dl Anstieg im Plasma-Cortisol nach 30 oder 60 Minuten). Es wurde über eine Reduktion der 28-Tage-Letalität von 63 % auf 53 % bei Non-Respondern berichtet, die allerdings erst nach einer komplexen Cox-Adjustierung um 6 Variablen nachweisbar war (p = 0,04). Bei den Respondern war der Effekt umgekehrt (61 % vs. 53 %), aufgrund der kleinen Fallzahl jedoch nicht signifikant. Auch im Gesamtkollektiv war kein Unterschied nachweisbar. In der europäischen multizentrischen CORTICUS-Studie wurde auf der Basis von 499 Patienten weder ein Effekt von Hydrocortison auf die 28-Tage-Letalität (39,2 % vs. 36,1 %) bei Non-Respondern noch im Gesamtkollektiv aufgezeigt. Da neben mehr Superinfektionen auch eine erhöhte Rate von Hyperglykämien und -natriämien durch Hydrocortison beobachtet wurde, empfehlen die Autoren dieser Studie, Hydrocortison nicht mehr in der Routinetherapie von Patienten mit septischem Schock zu verwenden.

- Der Einsatz von niedrig dosiertem Hydrocortison in einer Dosierung von 200–300 mg/d kann bei Patienten mit therapiefraktärem septischem Schock, die trotz Volumentherapie und Vasopressorentherapie in hoher Dosis nicht zu stabilisieren sind, als *Ultima-Ratio*-Therapie **erwogen** werden.
→ **Empfehlung Grad E** (Evidenzgrad V: Expertenmeinung)

**Kommentar:** Bezüglich einer Therapiedauer von mehr als 7 Tagen liegen keine Erfahrungen vor. Potenzielle Nebenwirkungen der Therapie sind Hyperglykämie (erhöhte Dosen von Insulin erforderlich) und Hypernatriämie (aufgrund der intrinsischen mineralokortikoiden Wirkung von Hydrocortison). Eine Cortisol-Bestimmung vor Einleitung einer Therapie mit Hydrocortison kann derzeit nicht mehr empfohlen werden, da unklar ist, welche Plasma-Cortisol-Schwellenwerte für die Diagnose einer relativen Nebennierenrindeninsuffizienz bei Patienten mit septischem Schock Gültigkeit haben. Ein nach einem Cortisol-Stimulationstest mit 250 µg Kortikotropin ausbleibender Anstieg des Plasma-Cortisols ≥ 9,0 µg/dl hat keine prognostische Bedeutung [310]. Die Inter-Assay-Varianz der Cortisol-Bestimmungen variiert erheblich [311]. Biologisch aktiv ist lediglich das freie Cortisol (10% des Gesamt-Cortisols) [312]. Die verfügbaren Assays messen jedoch das an Globulin und Albumin gebundene Cortisol, wodurch bei hypalbuminämischen Patienten falsch niedrige Cortisol-Konzentrationen gemessen werden können [313]. Hydrocortison in einer Dosierung von 200–300 mg/d kann als Bolus 3–4 × täglich oder als Dauerinfusion verabreicht werden, wobei eine kontinuierliche Infusion bevorzugt werden sollte (z. B. Vermeidung von Hyperglykämien). Nach Einstellung der Hydrocortison-Behandlung wurden hämodynamische und immunologische Rebound-Phänomene beschrieben [314]. Eine ausschleichende Beendigung der Therapie nach klinischem Ermessen wird daher empfohlen. ■

## 8.2 Insulintherapie

- Eine intensivierte intravenöse Insulintherapie zur Senkung erhöhter Glukosespiegel (Schwellenwert von > 110 mg/dl [> 6,1 mmol/l]) wird bei Patienten mit schwerer Sepsis oder septischem Schock **nicht empfohlen.**
→ **Empfehlung: Grad B** (Evidenzgrad Ib für VISEP)

**Kommentar:** In der multizentrischen randomisierten VISEP-Studie konnten weder günstige Effekte einer intensivierten Insulintherapie auf die Morbidität noch auf die Letalität von Patienten mit schwerer Sepsis bzw. septischem Schock aufgezeigt werden. Dagegen war die Rate an schweren Hypoglykämien unter einer intensivierten Insulintherapie um den Faktor 6 erhöht [235].

- Eine intravenöse Insulintherapie zur Senkung erhöhter Glukosespiegel (Schwellenwert von > 150 mg/dl/> 8,3 mmol/l) kann bei Patienten mit schwerer Sepsis oder septischem Schock **erwogen** werden[4].
  → **Empfehlung: Grad E** (Evidenzgrad V: Expertenmeinung)

**Kommentar:** Bei erhöhten Blutzuckerwerten sollte zunächst die parenteral zugeführte Glukosemenge evtl. reduziert und die Indikation einer evtl. bestehenden Medikation mit Glukokortikosteroiden überprüft werden. Bei Patienten mit bereits manifester schwerer Sepsis bzw. septischem Schock, bei älteren Patienten (> 60 Jahre), bei internistischen Patienten und bei Patienten mit ansonsten hoher Krankheitsschwere besteht ein erhöhtes Risiko für eine Hypoglykämie bei der Anwendung einer Insulintherapie in der Intensivmedizin. Vermutlich ist das Risiko schwerer Hypoglykämien durch eine moderate intravenöse Insulintherapie geringer. Ob eine moderatere Einstellung der Blutglukose vorteilhaft ist, ist derzeit nicht bekannt. Eine engmaschige initial (1 – 2-stündliche) bettseitige Kontrolle der Blutglukose ist jedoch auch hier zwingend erforderlich. Die Messung der Glukosekonzentration im Vollblut gehört u. a. wegen ihrer Abhängigkeit vom aktuellen Hämatokrit zu den komplexesten Laborbestimmungen bei intensivmedizinischen Patienten [132]. Aufgrund der mangelnden Präzision (Variationskoeffizient bis > 20 %) und geringen Sensitivität im hypoglykämischen Messbereich der gegenwärtig verfügbaren Messgeräte zur Bestimmung der Glukosekonzentration im Vollblut sollten nur Geräte zur Anwendung kommen, welche die sichere und frühzeitige Detektion einer Hypoglykämie gewährleisten. Nach aktuellen Studien ist das Ausmaß der intraindividuellen Variabilität der Blutglukosekonzentration bei kritisch kranken Patien-

[4] Aufgrund der – nach Abschluss des Konsentierungsverfahrens der vorliegenden Leitlinie – publizierten Ergebnisse im Kontrollarm der NICE-SUGAR-Studie hat die Surviving Sepsis Campaign vor Kurzem einen Schwellenwert von > 180 mg/dl (10,0 mmol/l) vorgeschlagen.

ten offenbar ein wichtigerer prognostischer Index als das arithmetische 24-Stunden-Mittel [315]. Die Notwendigkeit, möglichst engmaschig Informationen über die Glukosekonzentration zu erhalten, unterstreicht, wie wichtig kontinuierliche Messverfahren in Zukunft sein könnten. Diese Verfahren befinden sich derzeit bereits in einem fortgeschrittenen Zustand der Entwicklung. ■

## 8.3 Rekombinantes aktiviertes Protein C (rhAPC)

▶ Bei Patienten mit schwerer Sepsis bzw. septischem Schock und hohem Sterberisiko wird der Einsatz von rhAPC für solche Patienten **empfohlen**, die keine Kontraindikationen für die Anwendung von rhAPC aufweisen.
→ **Empfehlung Grad C** (Evidenzgrad Ic für [316])

**Kommentar:** Das Sterberisiko ist in der Regel bei Patienten mit septischem Schock, Mehrfachorganversagen bzw. einem APACHE-II-Score von > 25 Punkten bei Aufnahme erhöht. ■

▶ Bei Patienten mit schwerer Sepsis und niedrigem Sterberisiko wird der Einsatz von rhAPC **nicht empfohlen**, dieses sind in der Regel Patienten mit einem APACHE-II-Score bei Aufnahme von < 25 Punkten oder mit Versagen eines einzigen Organsystems.
→ **Empfehlung Grad A** (Evidenzgrad Ia für [316, 317]

**Kommentar:** Die Rationale für den Einsatz für rhAPC basiert auf 2 kontrollierten randomisierten Studien [316, 317], weitere Daten zur Sicherheit gründen auf nicht randomisierten Studien, die nach der Zulassung erfolgten [318]. Die PROWESS-Studie, die frühzeitig wegen Wirksamkeit gestoppt wurde, zeigte eine 6,1 %ige absolute Reduzierung der 28-Tage-Sterblichkeit. In der Subgruppenanalyse zeigte sich, dass Patienten mit höherem Sterberisiko (APACHE-II-Score > 25 oder mit Mehrfachorganversagen) stärker von der Substanz profitieren als Patienten mit geringerem Sterberisiko. Subgruppenanalysen legen auch nahe, dass Patienten mit ambulant erworbener Pneumonie und hohem Sterberisiko am meisten von der Substanz profitieren, während bei Patienten mit chirurgischen Eingriffen und nosokomialen Pneumonien die Letalitätsreduktion durch rhAPC geringer ist. Trotz der Problematik, die der Interpretation von Subgruppenanalysen zugrundeliegt [319], erfolgte die Zulassung von rhAPC für die Patienten mit höherem Krankheitsrisiko durch die FDA mit der Auflage, weitere Daten zur Sicherheit bei Patienten mit niedrigerem Krankheitsrisiko zu generieren. In Europa erfolgte die Zulassung für Patienten mit Mehrfachorganversagen. Die europäischen Zulassungsbehörden begrenzten die Zulassung zeitlich und unterwarfen sie einem jährlichen Überprüfungsprozess hinsichtlich neuer Daten. Inzwischen liegen mit der ADDRESS-Studie weitere Daten zu Patienten mit niedrigem Sterberisiko vor.[5] ■

▶ Ein Aussetzen einer Behandlung mit Heparin zur Thromboseprophylaxe unter einer Behandlung mit rhAPC wird **nicht empfohlen.**
→ **Empfehlung Grad B** (Evidenzgrad Ib für [320])

**Kommentar:** Entgegen ursprünglicher Annahmen ist durch die gleichzeitige Gabe von Heparin das Blutungsrisiko nicht erhöht [320]. ■

## 8.4 Antithrombin

▶ Eine Behandlung mit Antithrombin wird **nicht empfohlen.**
→ **Empfehlung Grad B** (gemäß Evidenzgrad Ib für [321])

**Kommentar:** Eine hochdosierte Therapie mit Antithrombin führte in einer Phase-III-Studie nicht zu einer Senkung der 28-Tage-Letalität bei Patienten mit schwerer Sepsis oder septischem Schock [321]. Möglicherweise wird die fehlende Wirksamkeit von Antithrombin bei Patienten mit schwerer Sepsis durch eine Begleitbehandlung mit Heparin verursacht [321]. Auch unter Antithrombin ist das Blutungsrisiko erhöht. ■

## 8.5 Immunglobuline

**Vorbemerkung:** In eine jüngste Metaanalyse [322] wurden 27 Studien mit Immunglobulinen einbezogen. Sie ist die einzige, in der die Studien getrennt für Erwachsene und Neugeborene ausgewertet und zusätzlich Untergruppen für Studien mit IgM-angereicherten

---

[5] Der Auflage der Zulassungsbehörde EMEA folgend, führt der Hersteller gegenwärtig eine multizentrische, doppelblinde, placebokontrollierte Studie an 1500 Patienten mit septischem Schock durch. Der Prüfplan zu dieser Studie wurde im Vorfeld veröffentlicht (Intensive Care Med 2008; 34: 1935 – 1947).

Immunglobulinen (ivIgGAM) und mit nicht IgM-angereicherten Immunglobulinen (ivIgG) gebildet wurden. Bei den Erwachsenen ergaben 8 Studien, die mit ivIgGAM an 560 Patienten durchgeführt wurden, ein gepooltes relatives Sterberisiko von 0,64 (95%-KI 0,54–0,84). Dagegen betrug der gepoolte Effekt von 7 Studien, die mit ivIgG an 932 Patienten durchgeführt wurden, 0,85 (95%-KI 0,73–0,99).

▶ Der Einsatz von ivIgGAM in der Behandlung von erwachsenen Patienten mit schwerer Sepsis oder septischem Schock kann **erwogen** werden.
→ **Empfehlung Grad C** (Evidenzgrad Ia für [322])

**Kommentar:** Die Experten sind bezüglich dieser Empfehlung unterschiedlicher Auffassung. Der Empfehlung liegt eine Metaanalyse aus dem Jahre 2007 zugrunde [322]. Eine im gleichen Heft von Crit Care Med 2007 publizierte weitere Metaanalyse [323] nimmt jedoch eine andere Qualitätsbewertung der Studien vor, kommt zu anderen Ergebnissen und empfiehlt, eine qualitativ hochwertige, adäquat gepowerte und transparent dargelegte Studie zum Stellenwert einer Therapie mit ivIgG durchzuführen. ■

▶ Der Einsatz von ivIgG in der Behandlung von erwachsenen Patienten mit schwerer Sepsis oder septischem Schock wird **nicht empfohlen**.
→ **Empfehlung Grad B** (Evidenzgrad Ia für [322, 324])

**Kommentar:** In der genannten Metaanalyse fielen die Ergebnisse sowohl bei den Erwachsenen als auch bei den neugeborenen Patienten für die IgG-Präparate jeweils schlechter aus als für IgGAM und erreichten bei den Erwachsenen gerade die Signifikanzgrenze. Darüber hinaus zeigte die SBITS-Studie [324] bei 624 Patienten keine Verbesserung der Überlebensrate. ■

## 8.6 Selen

▶ Der Einsatz von Selen in der Behandlung von Patienten mit schwerer Sepsis oder septischem Schock kann **erwogen** werden.
→ **Empfehlung Grad C** (Evidenzgrad Ia für [325])

**Kommentar:** Zur Gabe von Selen (allein oder in Kombination mit anderen Antioxidanzien) liegen 10 Studien mit kleiner Fallzahl und unterschiedlichen Indikationen vor. Eine Metaanalyse, die 9 dieser Studien beinhaltete, zeigte einen signifikanten Letalitätsunterschied zugunsten von Selen [325]. Eine kürzlich veröffentlichte randomisierte Studie mit kleiner Fallzahl und hoher initialer Selen-Gabe zeigte jedoch keinen Letalitätsunterschied auf [326]. Zur endgültigen Klärung der Wirksamkeit von Selen ist eine große randomisierte multizentrische Studie erforderlich.

## 8.7 Andere Therapieansätze

▶ Ibuprofen [327], Wachstumshormone [328], Prostaglandine [329 – 332], Pentoxifyllin [333 – 335], hochdosiertes N-Acetylcystein [336], Granulozyten Colony Stimulating Factor [337 – 341] und Protein-C-Konzentrate werden in der Behandlung von Patienten mit schwerer Sepsis oder septischem Schock **nicht empfohlen**.
→ **Empfehlung Grad E** (Evidenzgrad V: Expertenmeinung)

# 9 Andere supportive Therapien

## 9.1 Thromboseprophylaxe

▶ Obwohl zurzeit keine randomisierte Studie bei Patienten mit schwerer Sepsis oder septischem Schock vorliegt, wird eine Thromboseprophylaxe mit unfraktionierten (UH) oder niedermolekularen Heparinen (LMWH) **empfohlen** [23, 342], da dieses Patientengut nur eine geringe kardiopulmonale Reserve für thromboembolische Komplikationen hat.
→ **Empfehlung: Grad E** (Evidenzgrad V: Expertenmeinung)

**Kommentar:** Patienten auf Intensivstationen weisen ein hohes Risiko für eine tiefe Venenthrombose [343] auf, deren Häufigkeit sich durch eine medikamentöse Thromboseprophylaxe signifikant reduzieren lässt [344, 345]. Bei Vorliegen einer Niereninsuffizienz muss die Dosis von LMWH adaptiert werden [346]. Näheres siehe S3-Leitlinie zur Prophylaxe venöser Thromboembolien (http://www.uni-duesseldorf.de/awmf/ll/003-001.pdf).

## 9.2 Ernährung und metabolische Kontrolle

▶ Für alle Patienten, die voraussichtlich nicht innerhalb von 3 Tagen vollständig mit normaler Kost ernährt werden können, wird eine künstliche Ernährung **empfohlen**. Dies gilt besonders bei Vorliegen eines reduzierten Ernährungsstatus.
→ **Empfehlung: Grad E** (Evidenzgrad V: Expertenmeinung)

▶ In der Sepsis ist eine verminderte Substratutilisation Ausdruck der Schwere der Erkrankung. Es wird **empfohlen**, die Höhe der Energiezufuhr vor allem nach der Substrattoleranz ungeachtet des geschätzten oder gemessenen Energiebedarfs zu richten.
→ **Empfehlung: Grad E** (Evidenzgrad V: Expertenmeinung)

## 9.3 Ernährung enteral versus parenteral

- Grundsätzlich gilt, dass die enterale Ernährung die bevorzugte Form der Ernährung bei kritisch Kranken darstellt. Es wird **nicht empfohlen**, eine parenterale Ernährung durchzuführen, wenn eine ausreichende orale und/oder enterale Ernährung möglich ist [347].
  → **Empfehlung: Grad E** (Evidenzgrad V: Expertenmeinung)
- Es wird **nicht empfohlen**, Patienten ohne Zeichen der Mangelernährung, die voraussichtlich weniger als 5 Tage nicht ausreichend enteral ernährt werden können, vollständig parenteral zu ernähren [347].
  → **Empfehlung: Grad E** (Evidenzgrad V: Expertenmeinung)

**Kommentar:** Studien an septischen Patienten existieren nicht. Eine Studie verglich den Einsatz von intravenöser Glukose mit vollständiger parenteraler Ernährung bei postoperativen Patienten [348]. In einer Subgruppe, die nach wenigen Tagen enteral ernährbar war, traten bei den Patienten mit parenteraler Ernährung mehr Komplikationen auf und diese zeigten einen Trend zu einer gesteigerten Letalität. Somit sollte diese Gruppe nicht sofort vollständig parenteral ernährt werden, sondern es sollte eine basale tägliche Glukosezufuhr (150 – 200 g) sichergestellt werden.

- Es wird **empfohlen**, die Patienten von Anbeginn der Intensivtherapie parenteral zu ernähren, die voraussichtlich auch nach einem Zeitraum von 5 – 7 Tagen nicht ausreichend oral oder enteral ernährt werden können [347].
  → **Empfehlung: Grad B** (Evidenzgrad Ic)
- Es wird **empfohlen**, eine kombinierte enterale/parenterale Ernährung immer dann durchzuführen, wenn eine künstliche Ernährung indiziert ist und der Kalorienbedarf durch eingeschränkte enterale Toleranz bei bestehender Substratutilisation nicht ausreichend gedeckt werden kann. Dies gilt besonders, wenn die Kalorienzufuhr unter 60% des errechneten Bedarfs beträgt und ein zentralvenöser Zugang bereits vorhanden ist [347].
  → **Empfehlung: Grad E** (Evidenzgrad V: Expertenmeinung)

**Kommentar:** Im Gegensatz zu anderen kritisch Kranken gibt es keine Studien, die spezifisch die Frage enterale versus parenterale Substratzufuhr bei Patienten mit schwerer Sepsis oder septischem Schock untersucht haben. Für kritisch Kranke, die enteral ernährbar sind, zeigen mehrere Metaanalysen den Vorteil der frühzeitigen enteralen Ernährung mit signifikant niedrigerer Rate infektiöser Komplikationen ohne Einfluss auf die Letalität [349, 350]. Der Anteil enteral ernährbarer Patienten steigt mit Implementierung eines Protokolls [351, 352]. In der Sepsis kann eine verminderte Belastbarkeit und Transportkapazität des Intestinums Teil der Erkrankung sein, sodass die enterale Zufuhr nur sehr vorsichtig gesteigert werden sollte. Eine Metaanalyse [353] zeigte, dass bei unzureichender enteraler Ernährung eine frühzeitig begonnene parenterale Ernährung deutliche Vorteile in Bezug auf infektiöse Komplikationen und die Letalität aufweist. Dies spricht für eine additive enterale/parenterale Ernährung, sofern enteral nur ein geringer Teil des Bedarfs gedeckt werden kann. ■

## 9.4 Parenterale Ernährung

- ▶ Es wird **nicht empfohlen**, eine parenterale Ernährung durchzuführen, wenn eine ausreichende orale oder enterale Ernährung möglich ist.
  → **Empfehlung: Grad E** (Evidenzgrad V: Expertenmeinung)
- ▶ Bei Patienten mit einer schweren Sepsis bzw. septischem Schock wird **empfohlen**, 30–50% der Non-Protein-Kalorien in Form von Fett zu verabreichen.
  → **Empfehlung: Grad E** (Evidenzgrad V: Expertenmeinung)
- ▶ Es wird **nicht empfohlen**, Lipidemulsionen mit ausschließlich langkettigen Triglyzeriden (LCT) zu verabreichen.
  → **Empfehlung: Grad E** (Evidenzgrad V: Expertenmeinung)

**Kommentar:** Lipide werden im Gegensatz zur Glukose von septischen Patienten verstärkt oxidiert und sind unter diesen Bedingungen physiologische Energieträger [354, 355]. Ungünstige Auswirkungen wie eine höhere Komplikationsrate, längere Beatmungs-, ICU- und Krankenhausverweildauer sind nur bei Verwendung ausschließlich LCT-haltiger Fettemulsionen aufgetreten [356]. Die langkettigen Triglyzeride enthalten vor allem mehrfach ungesättigte Omega-6-Fettsäuren mit hohem inflammatorischem Potenzial in der Synthese von Prostaglandinen und Leukotrienen. So ist die Gabe dieser Fettemulsionen im Rahmen der systemischen Entzündungsreaktion des kritisch Kranken als problematisch anzusehen. ■

- Bei einer parenteralen Ernährung von unbestimmter Dauer wird **empfohlen**, unmittelbar mit der täglichen Substitution von Vitaminen und Spurenelementen mit einem Standardsupplement zu beginnen.
  → **Empfehlung: Grad E** (Evidenzgrad V: Expertenmeinung)

## 9.5 Immunonutrition

- Für Patienten mit schwerer Sepsis oder septischem Schock ist der Einsatz von immunnutritiven Formeln mit einem erhöhten Letalitätsrisiko assoziiert und kann daher **nicht empfohlen** werden.
  → **Empfehlung: Grad B** (Evidenzgrad Ib für [357])

**Kommentar:** In einer Multicenterstudie an internistischen Intensivpatienten mit Sepsis zeigte sich bei Einsatz einer immunmodulierenden Diät eine signifikante Senkung der Letalität. Diese fand sich vor allem bei den Patienten mit einem APACHE-II-Score zwischen 10 und 15, während bei Patienten mit höherem APACHE-II-Score das Überleben in der Kontrollgruppe günstiger war [358]. In einer weiteren Studie bei Patienten mit schwerer Sepsis war eine enteral mit Arginin, Omega-3-Fettsäuren und Antioxidanzien angereicherte Diät gegenüber der parenteral ernährten Kontrollgruppe mit einer signifikant höheren Letalität assoziiert [357]. Diese Ergebnisse wurden in einer Metaanalyse der verfügbaren Studien bestätigt [359]. In einer randomisierten Studie bei kritisch Kranken ohne schwere Sepsis wurde die frühzeitige enterale Immunonutrition mit einer parenteralen Ernährung verglichen [360]. Die enteral immunmodulierend ernährten Patienten entwickelten signifikant weniger Perioden einer schweren Sepsis oder eines schweren Schocks und hatten einen kürzeren Intensivaufenthalt. Die 28-Tage-Letalität unterschied sich jedoch nicht signifikant. Da in dieser Studie eine standardmäßig enteral ernährte Gruppe fehlte, können diese Daten nur sehr eingeschränkt zugunsten der enteralen Immunonutrition interpretiert werden.

▶ Eine kontinuierliche enterale Ernährung mit Omega-3-Fettsäuren in Kombination mit Antioxidanzien kann **erwogen** werden.
→ **Empfehlung: Grad C** (Evidenzgrad Ib)

**Kommentar:** In einer monozentrischen Studie an 165 beatmeten Patienten mit schwerer Sepsis und septischem Schock wurde bei Gabe einer enteralen, mit Omega-3-Fettsäuren und Antioxidanzien angereicherten Diät neben einer Verbesserung der respiratorischen Parameter und der Verkürzung der Intensivliegedauer eine um 19,4% signifikant niedrigere Letalität der supplementiert ernährten Patienten gezeigt [361]. Bereits früher war bei Patienten mit dieser Diät eine signifikant kürzere Beatmungs- und Intensivliegedauer gezeigt worden [362]. Nur ca. 30% der Patienten hatten jedoch eine schwere Sepsis als Auslöser des ARDS. Die signifikant günstigeren Beatmungsparameter (Horowitz-Quotient an Tag 4 und 7) sind bei Patienten mit Lungenversagen bestätigt worden [363]. ■

## 9.6 Glutamin

▶ Es wird **empfohlen**, kritisch Kranken, die ausschließlich parenteral ernährt werden, zusätzlich zur parenteralen Aminosäurenzufuhr parenteral Glutamindipeptid zuzuführen.
→ **Empfehlung: Grad E** (Evidenzgrad V: Expertenmeinung)

**Kommentar:** Es existieren keine Studien, welche die parenterale oder enterale Zufuhr von Glutamin bei septischen Patienten untersucht haben. 8 Studien haben die parenterale Zufuhr von Glutamin bei Intensivpatienten untersucht [364, 365]. Eine Metaanalyse der Daten zeigte einen positiven Effekt hinsichtlich der Letalität und des Auftretens von Infektionen. In 2 der Studien war der Effekt der parenteralen Glutamingabe am besten bei Patienten zu dokumentieren, die 9 – 10 Tage parenteral ernährt wurden [366]. Hierbei erhielten die Patienten zumeist eine Dosis von 0,3 – 0,4 g/kg KG/Tag (entsprechend 0,2 – 0,26 g Glutamin/kg KG/Tag). Aktuell ist durch die parenterale Gabe von Glutamin bei kritisch Kranken eine Verbesserung der Glukosetoleranz und Insulinsensitivität mit signifikant niedrigerer Hyperglykämie- und Komplikationsrate gezeigt worden [364, 365]. ■

- Eine enterale Supplementierung mit Glutamin wird bei septischen Patienten **nicht empfohlen.**
  → **Empfehlung: Grad E** (Evidenzgrad V: Expertenmeinung)

**Kommentar:** Es fehlen Daten für septische Patienten. Die enterale Gabe von Glutamin-supplementierter Ernährung zeigte in der Metaanalyse eine Reduktion der Infektionen nur bei Trauma- und Verbrennungspatienten [359].

In den USA und Kanada wurde bei kritisch Kranken 2006 eine multizentrische 4-armige Studie zur Gabe von Glutamin und Antioxidanzien allein und in Kombination versus Placebo (REDOXS) begonnen. Die Ergebnisse werden frühestens ab Ende 2010 zur Verfügung stehen [367].

## 9.7 Ulkusprophylaxe

- Es wird **empfohlen**, bei Patienten mit schwerer Sepsis/septischem Schock eine Stressulkusprophylaxe durchzuführen.
  → **Empfehlung: Grad B** (Evidenzgrad Ic)

**Kommentar:** Die Effektivität einer medikamentösen Stressulkusprophylaxe zur Verhinderung gastrointestinaler Blutungen ist beim Intensivpatienten erwiesen [368–371].

- Eine Stressulkusprophylaxe mit Histamin-2-Rezeptorblockern oder mit Protonenpumpen-Inhibitoren (PPI) wird **empfohlen** [370–372].
  → **Empfehlung: Grad B** (Evidenzgrad Ib für [371,372])

**Kommentar:** Die Prophylaxe mit PPI ist mit einem erhöhten Risiko nosokomialer Infektionen mit Clostridium difficile assoziiert und insbesondere in Kombination mit einer Antibiotikatherapie kritisch abzuwägen [373,374].

- Es wird **empfohlen**, eine Rezidivprophylaxe mit Protonenpumpen-Inhibitoren durchzuführen.
  → **Empfehlung: Grad A** (Evidenzgrad Ia für [375])
- Enterale Ernährung kann als unterstützende zusätzliche Maßnahme zur Stressulkusprophylaxe **empfohlen** werden [376].
  → **Empfehlung: Grad E** (Evidenzgrad V: Expertenmeinung)

## 9.8 Bikarbonat bei Laktatazidose

- Eine Bikarbonat-Therapie zum Ausgleich einer Hypoperfusions-induzierten Laktatazidose bei einem pH-Wert ≥ 7,15 wird bei Patienten mit schwerer Sepsis oder septischem Schock **nicht empfohlen**.
  → **Empfehlung Grad D** (gemäß Evidenzgrad III b für [377, 378])

**Kommentar:** Verbesserungen des hämodynamischen Status oder ein rückläufiger Vasopressorbedarf waren in 2 Studien nicht nachweisbar [377, 378]. Studien zur Bikarbonat-Anwendung bei einem pH-Wert ≤ 7,15 liegen nicht vor.

## 9.9 Blutprodukte

- Bei normalisierter Gewebeperfusion und in Abwesenheit einer klinisch relevanten koronaren Herzerkrankung oder Blutung wird eine Behandlung mit Erythrozytenkonzentraten **empfohlen**, wenn der Hb unter 7,0 g/dl (4,4 mmol/l) fällt. Der Hb sollte dann auf 7,0 – 9,0 g/dl (4,4 – 5,6 mmol/l) angehoben werden.
  → **Empfehlung Grad E** (Evidenzgrad V: Expertenmeinung)

**Kommentar:** Ein Transfusionstrigger von 7,0 g/dl (4,4 mmol/l) führt nicht zu einer erhöhten Letalität bei kritisch Kranken [379]. Bei Patienten mit schwerer Sepsis führt eine Bluttransfusion zwar zu einem Anstieg des $O_2$-Angebots, nicht aber zu einer Zunahme des $O_2$-Verbrauchs [380, 381]. Zu Erythrozytenersatz bei schwerer Sepsis oder septischem Schock und *beeinträchtigter* Gewebeperfusion siehe Abschnitt „Hämodynamische Stabilisierung“ [23].

## 9.10 Erythropoetin

- Erythropoetin wird zur Therapie einer Sepsis-assoziierten Anämie **nicht empfohlen**.
  → **Empfehlung Grad E** (Evidenzgrad V: Expertenmeinung)

**Kommentar:** Die Gabe von Erythropoetin bei Intensivpatienten führt zu keiner signifikanten Reduktion des Bedarfs an Erythrozytenkonzentraten [382, 383]. Eine Sterblichkeitsreduktion durch die Gabe von Erythropoetin konnte bislang nur in einer Untergruppe von traumatologischen Intensivpatienten nachgewiesen werden [382, 383]. Spezielle Studien an Patienten mit schwerer Sepsis bzw. septischem Schock liegen zurzeit nicht vor.

## 9.11 Fresh Frozen Plasma (FFP)

▶ Die Gabe von FFP zur Korrektur abnormer Gerinnungsparameter bei Patienten mit schwerer Sepsis oder septischem Schock wird **nicht empfohlen.**
→ **Empfehlung Grad E** (Evidenzgrad V: Expertenmeinung)

**Kommentar:** Ein Transfusions-assoziiertes Lungenversagen (TRALI) tritt bei Intensivpatienten nach Gabe von Fresh Frozen Plasma (FFP) mit einer Häufigkeit von bis zu 8 % auf [383]. Patienten mit einer Sepsis haben ein höheres Risiko, ein TRALI nach FFP-Gabe zu entwickeln [383]. Es gibt daher keine Indikation für eine Anwendung von Fresh Frozen Plasma (FFP) in Abwesenheit einer klinisch manifesten Blutungsneigung [384].

## 9.12 Sedation, Analgesie, Delir und neuromuskuläre Blockade

### Monitoring von Sedation, Analgesie und Delir

▶ Der Einsatz von Sedierungs- und Beatmungsprotokollen mit spezifischen Sicherheitschecks und Versagenskriterien wird bei Patienten mit schwerer Sepsis oder septischem Schock **empfohlen.**
→ **Empfehlung Grad A** (Evidenzgrad Ib für [385])

**Kommentar:** Patientenorientierte Therapiekonzepte zur Analgesie, Sedierung und antideliranten Therapie in der Intensivmedizin setzen die individuelle patientenspezifische Festlegung von Therapiezielen und ein adäquates Monitoring der Therapieeffekte sowohl in Bezug auf gewünschte Wirkungen als auch Nebenwirkungen voraus. Unter Verwendung von Sedierungs-, Analgesie- und Beatmungsprotokollen können Beatmungsdauer, Liegedauer und die Tracheotomiehäufigkeit [385 – 387] gesenkt werden.

- Es wird **empfohlen**, Ziel und Grad der Analgesie, Sedierung und antideliranten Therapie mindestens 8-stündlich sowie nach jeder Therapieänderung zu erfassen [388].
→ **Empfehlung Grad E** (Evidenzgrad V: Expertenmeinung)
- Der Einsatz von validierten Scoringsystemen zur Therapiesteuerung und Überwachung der Sedierung, Analgesie und Delir wird **empfohlen.**
→ **Empfehlung Grad B** (Evidenzgrad IIb für [389])

**Kommentar:** Als Minimalforderung gilt der Einsatz eines für die jeweilige Zielstellung adäquaten Scoringsystems für Sedierung, Analgesie und Delir, wobei validierte Scoringsysteme zu bevorzugen sind. Bei Patienten mit schwerer Sepsis oder septischem Schock, die in der Regel nicht in der Lage sind, adäquat zu kommunizieren, müssen Ärzte und Pflegepersonal subjektive Faktoren und objektive physiologische Parameter zur Beurteilung der Analgesie, der Sedierung und des Delirs sowie die Veränderung dieser Parameter unter der entsprechenden zielorientierten Therapie zur Beurteilung heranziehen. Zur objektiven Beurteilung der individuellen Schmerzen beim beatmeten, nicht kommunikationsfähigen Patienten steht die „Behavioural Pain Scale" (BPS) zur Verfügung [389], die es ermöglicht, auch bei tiefer sedierten Patienten eine Quantifizierung der Schmerzintensität vorzunehmen. Diese wird bewertet anhand der Kriterien Gesichtsausdruck, Bewegung der oberen Extremität und Adaptation an das Beatmungsgerät. ■

## ■ Therapie von Sedation, Analgesie und Delir

- Es wird **empfohlen**, bei kritisch kranken Patienten auf Intensivstationen eine adäquate Analgesie durchzuführen.
→ **Empfehlung Grad A** (Evidenzgrad Ib für [390])
- Es wird **empfohlen**, eine tiefe Sedierung nur noch wenigen speziellen Indikationen vorzubehalten.
→ **Empfehlung Grad A** (Evidenzgrad Ib für [385,387])

**Kommentar:** Moderne Analgosedierungskonzepte basieren auf einer kontrollierten Dämpfung der Bewusstseinslage und einer effektiven Ausschaltung des Schmerzempfindens. Es sollte ein Zielwert, gemessen anhand eines validierten Sedierungsscores (z. B. Richmond Agitation Sedation Scale = RASS) angestrebt werden, der dem aktuellen Krankheitsgeschehen in der schweren Sepsis oder dem septischen Schock begründet anzupassen ist. Die Sedierung sollte bis zu vorher festgelegten Endpunkten (anhand der Sedierungsskalen) erfolgen mit täglicher Unterbrechung der Sedierung bis zum Erwachen des Patienten mit nachfolgendem Spontanatmungsversuch bei vorher erfüllter Sicherheitscheckliste und unter Beachtung von Versagenskriterien [385]. Für Patienten, bei denen nach täglicher Unterbrechung der Sedierung bis zum Erwachen ein Spontanatmungsversuch durchgeführt wurde, konnte ein besseres Outcome mit kürzerer ITS- und Krankenhausbehandlungsdauer sowie niedrigerer 1-Jahres-Letalität gezeigt werden [385]. ■

## ■ Etomidat

▶ Falls Alternativen bestehen, wird **empfohlen**, Etomidat als Einleitungshypnotikum bei septischen Patienten **nicht** zu verwenden.
→ **Empfehlung: Grad E** (Evidenzgrad V: Expertenmeinung)

**Kommentar:** Etomidat bietet als Einleitungshypnotikum Vorteile zur Intubation kritisch kranker Patienten, da es neben einem schnellen Wirkeintritt eine gute hämodynamische Stabilität und eine geringe Atemdepression aufweist. Es bewirkt jedoch eine Depression der Nebennierenrinden-Steroidsynthese durch Inhibition der 11β-Hydroxylase [391]. Möglicherweise wird dadurch eine bereits im Rahmen des septischen Schocks bestehende Nebennierenrindeninsuffizienz aggraviert [392]. Bereits eine Intubationsdosis Etomidat könnte durch die Suppression der Steroidsynthese das Outcome septischer Patienten verschlechtern [392, 393]. Dagegen fand eine andere Studie mit 159 septischen Patienten keinen Zusammenhang zwischen dem Einleitungshypnotikum und der Vasopressorgabe sowie keinen Hinweis auf eine klinische Verschlechterung oder den Nutzen einer Steroidgabe nach Intubation mit Etomidat [394]. ■

## Neuromuskuläre Blockade

- Es wird **empfohlen**, Muskelrelaxanzien – wenn immer möglich – in der Behandlung von Patienten mit schwerer Sepsis oder septischem Schock nicht zu verwenden.
  → **Empfehlung Grad E** (Evidenzgrad V: Expertenmeinung)

**Kommentar:** Die Anwendung von Muskelrelaxanzien ist mit einem erhöhten Risiko ITS-erworbener Paresen assoziiert [395–400]. Sollten Muskelrelaxanzien dennoch angewendet werden müssen, dann ist ein Monitoring der Blockadetiefe mittels Train-of-Four obligat [401].

# 10 Nachsorge und Rehabilitation

**Vorbemerkung:** Neben den im Rahmen validierter Testinstrumente (z.B. SF-36) erfassten Einschränkungen der gesundheitsbezogenen Lebensqualität [402–404], leidet eine Vielzahl von ehemaligen Sepsispatienten unter funktionellen Einschränkungen, die unter den Begriffen Critical Illness Polyneuropathy (CIP) bzw. Critical Illness Myopathy (CIM) seit mehr als 2 Jahrzehnten bekannt sind [405]. Mehr als 70% der Patienten mit septischem Schock und mehr als 60% der mechanisch beatmeten Patienten sowie der Patienten mit einer schweren Sepsis zeigen signifikante elektrophysiologische Veränderungen bereits 3 Tage nach Aufnahme auf die Intensivstation [406]. Assoziationen mit myopathischen oder neuropathischen Veränderungen zeigen neben der Sepsis und der Beatmung auch das Multiorganversagen, ARDS, systemische Inflammation, Kortikosteroide, Störungen des Glukosemetabolismus und die Liegedauer auf der Intensivstation. In der Summe werden bei Patienten mit CIP/CIM häufiger Schwierigkeiten bei der Entwöhnung vom Ventilator (weaning failure) und prolongierte Phasen der posthospitalen Rehabilitation beobachtet [406]. Zunehmend in den Blickpunkt geraten im Zusammenhang mit der perihospitalen funktionellen Entwicklung auch das Delirium während der Intensivtherapie sowie anhaltende neurokognitive Einschränkungen, posttraumatischer Distress (PTSD) und Depressionen [407, 408]. Der Grad der durch eine Sepsis resultierenden Funktionsdefizite und somit die tatsächliche Lebensqualität der Betroffenen kann jedoch durch eine geeignete Rehabilitationsmaßnahme durchaus beeinflussbar sein. Allerdings gibt es bis heute weder therapeutische Rehabilitations-Standards noch auf diese Patienten ausgerichtete Rehabilitationseinrichtungen, da die Langzeitfolgen einer Sepsis nach intensivtherapeutischer Behandlung den nachbehandelnden Ärzten in der Regel wenig bekannt sind. Bis zur Einführung der DRGs wurden Sepsispatienten bis zu ihrer „Entlassungsfähigkeit“ in der Regel im Akut-Krankenhaus versorgt, das jedoch im Allgemeinen nicht über entsprechende rehabilitationsmedizinische Ressourcen verfügt. Mit Einführung der DRGs sehen sich diese Patienten jedoch mit einem weiteren Problem konfrontiert: Aufgrund zukünftig fehlender Abrechnungsgrundlagen ist das Akut-Krankenhaus an einer vorzeitigen Entlassung des Patienten interessiert, um das pro Behandlungsfall zur Verfügung stehende Budget nicht über Gebühr zu überschreiten. Das Ergebnis ist, dass Sepsis-

Patienten nun noch früher aus der akutmedizinischen Versorgung entlassen werden. Gezielte Untersuchungen sind notwendig, um unser Verständnis der häufig lang andauernden neurokognitiven und motorisch-funktionellen Beeinträchtigungen dieser Patientengruppe zu verbessern und mögliche Präventions- bzw. Therapieansätze aufzuzeigen [409].

▶ Es wird **empfohlen**, typische Sepsisfolgen – sofern möglich – bereits im akutmedizinischen Bereich zu erfassen und die nachbehandelnden Ärzte im Postakut- und ambulanten Bereich über diesbezüglich bestehende bzw. potenziell im Langzeitverlauf auftretende Funktionsdefizite hinzuweisen.
→ **Empfehlung Grad E** (Evidenzgrad V: Expertenmeinung)

**Kommentar:** Die Deutsche Sepsis-Gesellschaft e. V. hat gemeinsam mit der Selbsthilfegruppe Deutsche Sepsis-Hilfe e. V. eine Informationsbroschüre (Sepsis-Informationen für Patienten und Angehörige, 3. Auflage, 2009, Hrsg. Deutsche Sepsis-Hilfe e. V., www.sepsis-hilfe.org) zu Sepsisfolgen herausgegeben, die Patienten, Angehörigen und nachbehandelnden Ärzten kostenlos zur Verfügung gestellt wird.

# 11 Anlage: Kodierung der Sepsis, schweren Sepsis und des septischen Schocks im ICD-10-GM

Ab dem 16. Lebensjahr gilt:

## Definition der Sepsis (entspr. R65.0! im ICD-10-GM)

Für das Vorliegen eines **SIRS** infektiöser Genese **ohne** Organkomplikation(en) müssen folgende Faktoren erfüllt sein:

- Abnahme von mindestens 2 Blutkulturen (jeweils aerobes und anaerobes Pärchen)
  Die beiden folgenden Konstellationen werden unterschieden:
  - Negative Blutkultur, jedoch Erfüllung **aller 4** der folgenden Kriterien
    - Fieber (≥ 38,0 °C) oder Hypothermie (≤ 36,0 °C), bestätigt durch eine rektale, intravasale oder intravesikale Messung
    - Tachykardie mit Herzfrequenz ≥ 90/min
    - Tachypnoe (≥ 20/min) oder Hyperventilation (bestätigt durch arterielle BGA mit $PaCO_2$ ≤ 4,3 kPa)
    - Leukozytose (≥ 12 000/mm³) oder Leukopenie (≤ 4000/mm³) oder 10 % oder mehr unreife Neutrophile im Differenzialblutbild
  - Positive Blutkultur und Erfüllung von **mindestens 2** der folgenden Kriterien:
    - Fieber (≥ 38,0 °C) oder Hypothermie (≤ 36,0 °C), bestätigt durch eine rektale, intravasale oder intravesikale Messung
    - Tachykardie mit Herzfrequenz ≥ 90/min
    - Tachypnoe (Frequenz ≥ 20/min) oder Hyperventilation (bestätigt durch arterielle BGA mit $PaCO_2$ ≤ 4,3 kPa)
    - Leukozytose (≥ 12 000/mm³) oder Leukopenie (≤ 4000/mm³) oder 10 % oder mehr unreife Neutrophile im Differenzialblutbild

## Definition der schweren Sepsis (entspr. R65.1! im ICD-10-GM)

Für das Vorliegen eines **SIRS** infektiöser Genese **mit** Organkomplikation(en)[6] sowie eines SIRS nichtinfektiöser Genese ohne oder mit Organkomplikation(en) müssen **mindestens 2** der folgenden 4 Kriterien erfüllt sein:

- Fieber (≥ 38,0 °C) oder Hypothermie (≤ 36,0 °C), bestätigt durch eine rektale, intravasale oder intravesikale Messung
- Tachykardie mit Herzfrequenz ≥ 90/min
- Tachypnoe (Frequenz ≥ 20/min) oder Hyperventilation (bestätigt durch arterielle BGA mit $PaCO_2$ ≤ 4,3 kPa)
- Leukozytose (≥ 12 000/$mm^3$) oder Leukopenie (≤ 4000/$mm^3$) oder ≥ 10 % unreife Neutrophile im Differenzialblutbild

[6] Bezüglich der Angabe von Organkomplikationen gelten die Definitionen der Deutschen Sepsis-Gesellschaft (siehe S. 5, Tab. **3**)

# 12 Literatur

[1] Yusuf S, Teo K, Woods K. Intravenous magnesium in acute myocardial infarction. An effective, safe, simple, and inexpensive intervention. Circulation 1993; 87(6): 2043 – 2046

[2] ISIS-4 (Fourth International Study of Infarct Survival) Collaborative Group. ISIS-4: a randomised factorial trial assessing early oral captopril, oral mononitrate, and intravenous magnesium sulphate in 58,050 patients with suspected acute myocardial infarction. Lancet 1995; 345(8951): 669 – 685

[3] Sackett DL. Rules of evidence and clinical recommendations on the use of antithrombotic agents. Chest 1989; 95(2 Suppl.): 2S–4S

[4] Martin GS, Mannino DM, Eaton S et al. The epidemiology of sepsis in the United States from 1979 through 2000. N Engl J Med 2003; 348(16): 1546 – 1554

[5] Bates DW, Cook EF, Goldman L et al. Predicting bacteremia in hospitalized patients. A prospectively validated model. Ann Intern Med 1990; 113(7): 495 – 500

[6] Bates DW, Sands K, Miller E et al. Predicting bacteremia in patients with sepsis syndrome. Academic Medical Center Consortium Sepsis Project Working Group. J Infect Dis 1997; 176 (6): 1538 – 1551

[7] Crowe M, Ispahani P, Humphreys H et al. Bacteraemia in the adult intensive care unit of a teaching hospital in Nottingham, UK, 1985 – 1996. Eur J Clin Microbiol Infect Dis 1998; 17 (6): 377 – 384

[8] Leibovici L, Greenshtain S, Cohen O et al. Bacteremia in febrile patients. A clinical model for diagnosis. Arch Intern Med 1991; 151(9): 1801 – 1806

[9] Vincent JL, Bihari DJ, Suter PM et al. The prevalence of nosocomial infection in intensive care units in Europe. Results of the European Prevalence of Infection in Intensive Care (EPIC) Study. EPIC International Advisory Committee. J Am Med Ass 1995; 274(8): 639 – 644

[10] Alberti C, Brun-Buisson C, Burchardi H et al. Epidemiology of sepsis and infection in ICU patients from an international multicentre cohort study. Intensive Care Med 2002; 28(2): 108 – 121

[11] ACCP/SCCM Consensus Conference Committee. Definition for sepsis and organ failure and guidelines for the use of innovative therapies in sepsis. Crit. Care Med. 1992; 20(6): 864 – 874

[12] Garner JS, Jarvis WR, Emori TG et al. CDC definitions for nosocomial infections. In: Olmsted RN, ed. PIC Infection Control and Applied Epidemiology: Principles and Practice. St. Louis: Mosby; 1996: A1 – A20

[13] Clec'h C, Ferriere F, Karoubi P et al. Diagnostic and prognostic value of procalcitonin in patients with septic shock. Crit Care Med 2004; 32(5): 1166 – 1169

[14] Harbarth S, Holeckova K, Froidevaux C et al. Diagnostic value of procalcitonin, interleukin-6, and interleukin-8 in critically ill patients admitted with suspected sepsis. Am J Respir Crit Care Med 2001; 164(3): 396 – 402

[15] Müller B, Becker KL, Schächinger H et al. Calcitonin precursors are reliable markers of sepsis in a medical intensive care unit. Crit Care Med 2000; 28(4): 977 – 983

[16] Brunkhorst FM, Wegscheider K, Forycki ZF et al. Procalcitonin for early diagnosis and differentiation of SIRS, sepsis, severe sepsis, and septic shock. Intensive Care Med 2000; 26 (Suppl. 2): S148 – S152

[17] Meisner M, Tschaikowsky K, Hutzler A et al. Postoperative plasma concentrations of procalcitonin after different types of surgery. Intensive Care Med 1998; 24(7): 680 – 684

[18] Nobre V, Harbarth S, Graf JD et al. Use of procalcitonin to shorten antibiotic treatment duration in septic patients: a randomized trial. Am J Respir Crit Care Med 2008; 177(5): 498 – 505

[19] Gramm HJ, Hannemann L, Reinhart K et al. Sepsis: ein Begriff im Wandel. Möglichkeiten und Grenzen der Diagnose anhand klinischer Kriterien. Dtsch Med Wschr 1995; 120(14): 498 – 502

[20] Smith-Elekes S, Weinstein MP. Blood cultures. Infect Dis Clin North Am 1993; 7(2): 221–234
[21] Dandona P, Nix D, Wilson MF et al. Procalcitonin increase after endotoxin injection in normal subjects. J Clin Endocrinol Metab 1994; 79(6): 1605–1608
[22] Reimer LG, Wilson ML, Weinstein MP. Update on detection of bacteremia and fungemia. Clin Microbiol Rev 1997; 10(3): 444–465
[23] Dellinger RP, Carlet J, Masur H et al. Surviving Sepsis Campaign for management of severe sepsis and septic shock. Crit Care Med 2004; 32: 858–872
[24] Shafazand S, Weinacker AB. Blood cultures in the critical care unit: improving utilization and yield. Chest 2002; 122(5): 1727–1736
[25] Darby JM, Linden P, Pasculle W et al. Utilization and diagnostic yield of blood cultures in a surgical intensive care unit. Crit Care Med 1997; 25(6): 989–994
[26] Shahar E, Wohl-Gottesman BS, Shenkman L. Contamination of blood cultures during venepuncture: fact or myth? Postgrad Med J 1990; 66(782): 1053–1058
[27] Souvenir D, Anderson DE jr., Palpant S et al. Blood cultures positive for coagulase-negative staphylococci: antisepsis, pseudobacteremia, and therapy of patients. J Clin Microbiol 1998; 36(7): 1923–1926
[28] Martinez JA, DesJardin JA, Aronoff M et al. Clinical utility of blood cultures drawn from central venous or arterial catheters in critically ill surgical patients. Crit Care Med 2002; 30(1): 7–13
[29] Wilson ML. General principles of specimen collection and transport. Clin Infect Dis 1996; 22 (5): 766–777
[30] Spitalnic SJ, Woolard RH, Mermel LA. The significance of changing needles when inoculating blood cultures: a meta-analysis. Clin Infect Dis 1995; 21(5): 1103–1106
[31] Weinstein MP, Towns ML, Quartey SM et al. The clinical significance of positive blood cultures in the 1990s: a prospective comprehensive evaluation of the microbiology, epidemiology, and outcome of bacteremia and fungemia in adults. Clin Infect Dis 1997; 24(4): 584–602
[32] Washington JA 2nd. Blood cultures: principles and techniques. Mayo Clin Proc 1975; 50(2): 91–98
[33] Li J, Plorde JJ, Carlson LG. Effects of volume and periodicity on blood cultures. J Clin Microbiol 1994; 32(11): 2829–2831
[34] Seifert H, Abele-Horn G, Fätkenheuer G et al. MiQ 3a: Blutkulturdiagnostik Sepsis, Endokarditis, Katheterinfektionen, Teil I. München, Jena: Urban & Fischer; 2007
[35] Bloos F, Hinder F, Becker K et al. A multicenter trial to compare blood culture with polymerase chain reaction in severe human sepsis. Intensive Care Med 2010; 36(2): 241–247
[36] Lehmann LE, Alvarez J, Hunfeld KP et al. Potential clinical utility of polymerase chain reaction in microbiological testing for sepsis. Crit Care Med 2009; 37(12): 3085–3090
[37] Louie RF, Tang Z, Albertson TE et al. Multiplex polymerase chain reaction detection enhancement of bacteremia and fungemia. Crit Care Med 2008; 36(5): 1487–1492
[38] Schrenzel J. Clinical relevance of new diagnostic methods for bloodstream infections. Int J Antimicrob Agents 2007; 30(Suppl. 1): S2–S6
[39] The American Thoracic Society. Guidelines for the management of adults with hospital-acquired, ventilator-associated, and healthcare-associated pneumonia. Am J Respir Crit Care Med 2005; 171(4): 388–416
[40] Hoffken G, Lorenz J, Kern W et al. S3-Leitlinie zu ambulant erworbener Pneumonie und tiefen Atemwegsinfektionen. Pneumologie 2005; 59(9): 612–664
[41] Langer M, Cigada M, Mandelli M et al. Early onset pneumonia: a multicenter study in intensive care units. Intensive Care Med 1987; 13(5): 342–346
[42] Gastmeier P, Sohr D, Geffers C et al. Early- and late-onset pneumonia: is this still a useful classification? Antimicrob Agents Chemother 2009; 53(7): 2714–2718
[43] Wunderink RG. Clinical criteria in the diagnosis of ventilator-associated pneumonia. Chest 2000; 117(4 Suppl. 2): 191S–194S

[44] Singh N, Rogers P, Atwood CW et al. Short-course empiric antibiotic therapy for patients with pulmonary infiltrates in the intensive care unit. A proposed solution for indiscriminate antibiotic prescription. Am J Respir Crit Care Med 2000; 162(2 Pt 1): 505–511
[45] Fartoukh M, Maitre B, Honore S et al. Diagnosing pneumonia during mechanical ventilation: the clinical pulmonary infection score revisited. Am J Respir Crit Care Med 2003; 168 (2): 173–179
[46] Ramirez P, Garcia MA, Ferrer M et al. Sequential measurements of procalcitonin levels in diagnosing ventilator-associated pneumonia. Eur Respir J 2008; 31(2): 356–362
[47] Michel F, Franceschini B, Berger P et al. Early antibiotic treatment for BAL-confirmed ventilator-associated pneumonia: a role for routine endotracheal aspirate cultures. Chest 2005; 127(2): 589–597
[48] Luyt CE, Chastre J, Fagon JY. Value of the clinical pulmonary infection score for the identification and management of ventilator-associated pneumonia. Intensive Care Med 2004; 30 (5): 844–852
[49] The Canadian Critical Care Trials Group. A randomized trial of diagnostic techniques for ventilator-associated pneumonia. N Engl J Med 2006; 355(25): 2619–2630
[50] Torres A, El-Ebiary M. Bronchoscopic BAL in the diagnosis of ventilator-associated pneumonia. Chest 2000; 117(4 Suppl. 2): 198S–202S
[51] Cook D, Mandell L. Endotracheal aspiration in the diagnosis of ventilator-associated pneumonia. Chest 2000; 117(4 Suppl. 2): 195S–197S
[52] Mauch H, Wagner J. MIQ – Qualitätsstandards in der mikrobiologisch-infektiologischen Diagnostik. Heft 7: Infektionen der tiefen Atemwege, Teil 1. München, Jena: Urban & Fischer; 1999
[53] Gerbeaux P, Ledoray V, Boussuges A et al. Diagnosis of nosocomial pneumonia in mechanically ventilated patients: repeatability of the bronchoalveolar lavage. Am J Respir Crit Care Med 1998; 157(1): 76–80
[54] Llewelyn M, Cohen J. Diagnosis of infection in sepsis. Intensive Care Med 2001; 27 (Suppl. 1): S10–S32
[55] Carratala J, Gudiol F, Pallares R et al. Risk factors for nosocomial Legionella pneumophila pneumonia. Am J Respir Crit Care Med 1994; 149(3 Pt 1): 625–629
[56] Dobbins BM, Kite P, Wilcox MH. Diagnosis of central venous catheter related sepsis – a critical look inside. J Clin Pathol 1999; 52(3): 165–172
[57] Sherertz RJ. Surveillance for infections associated with vascular catheters. Infect Control Hosp Epidemiol 1996; 17(11): 746–752
[58] Blot F, Nitenberg G, Chachaty E et al. Diagnosis of catheter-related bacteraemia: a prospective comparison of the time to positivity of hub-blood versus peripheral-blood cultures. Lancet 1999; 354(9184): 1071–1077
[59] Tanguy M, Seguin P, Laviolle B. Hub qualitative blood culture is useful for diagnosis of catheter-related infections in critically ill patients. Intensive Care Med 2005; 31(5): 645–648
[60] Catton JA, Dobbins BM, Kite P et al. In situ diagnosis of intravascular catheter-related bloodstream infection: a comparison of quantitative culture, differential time to positivity, and endoluminal brushing. Crit Care Med 2005; 33(4): 787–791
[61] Raad, II, Baba M, Bodey GP. Diagnosis of catheter-related infections: the role of surveillance and targeted quantitative skin cultures. Clin Infect Dis 1995; 20(3): 593–597
[62] Cobb DK, High KP, Sawyer RG et al. A controlled trial of scheduled replacement of central venous and pulmonary-artery catheters. N Engl J Med 1992; 327(15): 1062–1068
[63] Cook D, Randolph A, Kernerman P et al. Central venous catheter replacement strategies: a systematic review of the literature. Crit Care Med 1997; 25(8): 1417–1424
[64] Eyer S, Brummitt C, Crossley K et al. Catheter-related sepsis: prospective, randomized study of three methods of long-term catheter maintenance. Crit Care Med 1990; 18(10): 1073–1079
[65] Brook I, Frazier EH. Aerobic and anaerobic microbiology of retroperitoneal abscesses. Clin Infect Dis 1998; 26(4): 938–941

[66] Nichols RL, Smith JW. Wound and intraabdominal infections: microbiological considerations and approaches to treatment. Clin Infect Dis 1993; 16(Suppl. 4): S266 – S272
[67] Brook I, Frazier EH. Microbiology of subphrenic abscesses: a 14-year experience. Am Surg 1999; 65(11): 1049 – 1053
[68] Marshall JC, Innes M. Intensive care unit management of intra-abdominal infection. Crit Care Med 2003; 31(8): 2228 – 2237
[69] Büchner T, Fegeler W, Bernhardt H et al. Treatment of severe Candida infections in high-risk patients in Germany: consensus formed by a panel of interdisciplinary investigators. Eur J Clin Microbiol Infect Dis 2002; 21(5): 337 – 352
[70] Blumberg HM, Jarvis WR, Soucie JM et al. Risk factors for candidal bloodstream infections in surgical intensive care unit patients: the NEMIS prospective multicenter study. The National Epidemiology of Mycosis Survey. Clin Infect Dis 2001; 33(2): 177 – 186
[71] Petri MG, Konig J, Moecke HP et al. Epidemiology of invasive mycosis in ICU patients: a prospective multicenter study in 435 non-neutropenic patients. Paul-Ehrlich Society for Chemotherapy, Divisions of Mycology and Pneumonia Research. Intensive Care Med 1997; 23 (3): 317 – 325
[72] Pappas PG, Rex JH, Sobel JD et al. Guidelines for treatment of candidiasis. Clin Infect Dis 2004; 38(2): 161 – 189
[73] Richards M, Thursky K, Buising K. Epidemiology, prevalence, and sites of infections in intensive care units. Semin Respir Crit Care Med 2003; 24(1): 3 – 22
[74] Wildemann B. Meningitis. Fortschr Neurol Psychiatr 2005; 73(2): 102 – 117; Quiz: 118 – 119
[75] van de Beek D, de Gans J, Spanjaard L. Clinical features and prognostic factors in adults with bacterial meningitis. N Engl J Med 2004; 351(18): 1849 – 1859
[76] Tunkel AR, Hartman BJ, Kaplan SL, et al. Practice guidelines for the management of bacterial meningitis. Clin Infect Dis 2004; 39(9): 1267 – 1284
[77] Diener HC, Putzki N, Berlin P et al. Leitlinien für Diagnostik und Therapie in der Neurologie. 3. Aufl. Stuttgart: Thieme; Stuttgart; 2005
[78] Beckham JD, Tyler KL. Initial management of acute bacterial meningitis in adults: summary of IDSA guidelines. Rev Neurol Dis 2006; 3(2): 57 – 60
[79] Hasbun R, Abrahams J, Jekel J et al. Computed tomography of the head before lumbar puncture in adults with suspected meningitis. N Engl J Med 2001; 345(24): 1727 – 1733
[80] Begg N, Cartwright KA, Cohen J et al. Consensus statement on diagnosis, investigation, treatment and prevention of acute bacterial meningitis in immunocompetent adults. British Infection Society Working Party. J Infect 1999; 39(1): 1 – 15
[81] Aronin SI, Peduzzi P, Quagliarello VJ. Community-acquired bacterial meningitis: risk stratification for adverse clinical outcome and effect of antibiotic timing. Ann Intern Med 1998; 129(11): 862 – 869
[82] Dunbar SA, Eason RA, Musher DM et al. Microscopic examination and broth culture of cerebrospinal fluid in diagnosis of meningitis. J Clin Microbiol 1998; 36(6): 1617 – 1620
[83] Karandanis D, Shulman JA. Recent survey of infectious meningitis in adults: review of laboratory findings in bacterial, tuberculous, and aseptic meningitis. South Med J 1976; 69(4): 449 – 457
[84] La Scolea LJ jr, Dryja D. Quantitation of bacteria in cerebrospinal fluid and blood of children with meningitis and its diagnostic significance. J Clin Microbiol 1984; 19(2): 187 – 190
[85] Poppert S, Essig A, Stoehr B et al. Rapid diagnosis of bacterial meningitis by real-time PCR and fluorescence in situ hybridization. J Clin Microbiol 2005; 43(7): 3390 – 3397
[86] Tarafdar K, Rao S, Recco RA et al. Lack of sensitivity of the latex agglutination test to detect bacterial antigen in the cerebrospinal fluid of patients with culture-negative meningitis. Clin Infect Dis 2001; 33(3): 406 – 408
[87] de Gans J, van de Beek D. Dexamethasone in adults with bacterial meningitis. N Engl J Med 2002; 347(20): 1549 – 1556
[88] van de Beek D, de Gans J, McIntyre P et al. Steroids in adults with acute bacterial meningitis: a systematic review. Lancet Infect Dis 2004; 4(3): 139 – 143

[89] van de Beek D, de Gans J, McIntyre P et al. Corticosteroids for acute bacterial meningitis. Cochrane Database Syst Rev 2007 (1): CD004405

[90] Molyneux EM, Walsh AL, Forsyth H et al. Dexamethasone treatment in childhood bacterial meningitis in Malawi: a randomised controlled trial. Lancet 2002; 360(9328): 211 – 218

[91] Scarborough M, Gordon SB, Whitty CJ et al. Corticosteroids for bacterial meningitis in adults in sub-Saharan Africa. N Engl J Med 2007; 357(24): 2441 – 2150

[92] Joiner GA, Salisbury D, Bollin GE. Utilizing quality assurance as a tool for reducing the risk of ventilator-associated pneumonia. Am J Med Qual 1996; 11: 100 – 103

[93] Zack J, Garrison T, Trovillion E et al. Effect of an education program aimed at reducing the occurence of ventilator-associated pneumonia. Crit Car Med 2002; 30: 2407 – 2412

[94] Salahuddin N, Zafar A, Sukhyani L et al. Reducing ventilator-associated pneumonia rates through a staff education programme. J Hosp Infect 2004; 57: 223 – 227

[95] Babcock HM, Zack JE, Garrison T et al. An educational intervention to reduce ventilator-associated pneumonia in an integrated health system: a comparison of effects. Chest 2004; 125(6): 2224 – 2231

[96] Cocanour C, Peninger M, Domonoske B et al. Decreasing ventilator-associated pneumonia in a trauma ICU. J Trauma 2006; 61: 122 – 129

[97] Jain M, Miller L, Belt D et al. Decline in ICU adverse events, nosocomial infections and cost through a quality improvement initiative focusing on teamwork and culture change. Qual Saf Health Care 2006; 15: 235 – 239

[98] Warren D, Zack J, Cox M et al. An educational intervention to prevent catheter-associated bloodstream infections in a nonteaching, community medical center. Crit Care Med 2003; 31: 1959 – 1963

[99] Warren D, Zack J, Mayfield J et al. The effect of an education program on the incidence of central venous catheter-associated bloodstream infection in a medical ICU. Chest 2004; 126: 1612 – 1618

[100] Berenholtz S, Pronovost P, Lipsett P et al. Eliminating catheter-related bloodstream infections in the intensive care unit. Crit Care Med 2004; 32: 2014 – 2020

[101] Pronovost P, Needham D, Berenholtz S et al. An intervention to decrease catheter-related bloodstream infections in the ICU. N Engl J Med 2006; 355(26): 2725 – 2732

[102] Stephan F, Sax H, Wachsmuth M et al. Reduction of urinary tract infection and antibiotic use after surgery: A controlled, prospective, before-after intervention study. Clin Infect Dis 2006; 42: 1544 – 1551

[103] Anonymus. CDC definitions. www.cdc.gov/hcidod/dhqp/nhsn.html 2008

[104] Nationales Referenzzentrum für die Surveillance von nosokomialen Infektionen. http://www.nrz-hygiene.de

[105] Gastmeier P, Geffers C, Brandt C et al. Effectiveness of a nationwide nosocomial infection surveillance system for reducing nosocomial infections. J Hosp Infect 2006; 64(1): 16 – 22

[106] Boyce JM, Pittet D. Guideline for hand hygiene in health-care settings. Recommendations of the Healthcare Infection Control Practices Advisory Committee and the HICPAC/SHEA/APIC/IDSA Hand Hygiene Task Force. Society for Healthcare Epidemiology of America/Association for Professionals in Infection Control/Infectious Diseases Society of America. MMWR Recomm Rep 2002; 51(RR-16): 1 – 45, quiz CE1 – 4

[107] Pittet D, Hugonnet S, Harbarth S et al. Effectiveness of a hospital-wide programme to improve compliance with hand hygiene. Infection Control Programme. Lancet 2000; 356 (9238): 1307 – 1312

[108] Vernaz N, Sax H, Pittet D et al. Temporal effects of antibiotic use and hand rub consumption on the incidence of MRSA and Clostridium difficile. J Antimicrob Chemother 2008; 62(3): 601 – 607

[109] Raad II, Hohn DC, Gilbreath BJ et al. Prevention of central venous catheter-related infections by using maximal sterile barrier precautions during insertion. Infect Control Hosp Epidemiol 1994; 15(4 Pt 1): 231 – 238

[110] Parienti C, Lederle F, Impola C et al. Reduction of unnecessary intravenous catheter use: internal medicine house staff participate in a successful quality improvement project. Arch Intern Med 1994; 154: 1829 – 1832

[111] Dezfulian C, Shojania K, Collard H et al. Subglottic secretion drainage for preventing ventilator-associated pneumonia: a meta-analysis. Am J Med 2005; 118: 11 – 18
[112] Lorente L, Lecuona M, Jimenez A et al. Influence of an endotracheal tube with polyurethane cuff and subglottic secretion drainage on pneumonia. Am J Respir Crit Care Med 2007; 176 (11): 1079 – 1083
[113] Drakulovic MB, Torres A, Bauer TT et al. Supine body position as a risk factor for nosocomial pneumonia in mechanically ventilated patients: a randomised trial. Lancet 1999; 354 (9193): 1851 – 1858
[114] Kollef MH. Ventilator-associated pneumonia. A multivariate analysis. J Am Med Ass 1993; 270(16): 1965 – 1970
[115] Cook D, De Jonghe B, Brochard L et al. Influence of airway management on ventilator-associated pneumonia: evidence from randomized trials. J Am Med Ass 1998; 279(10): 781 – 787
[116] Ibanez J, Penafiel A, Raurich JM et al. Gastroesophageal reflux in intubated patients receiving enteral nutrition: effect of supine and semirecumbent positions. JPEN J Parenter Enteral Nutr 1992; 16(5): 419 – 422
[117] Iregui MG, Vaughan WM, Kollef MH. Nonpharmacological prevention of hospital-acquired pneumonia. Sem Respir Crit Care Med 2002; 23(5): 489 – 496
[118] Orozco-Levi M, Torres A, Ferrer M et al. Semirecumbent position protects from pulmonary aspiration but not completely from gastroesophageal reflux in mechanically ventilated patients. Am J Respir Crit Care Med 1995; 152(4 Pt 1): 1387 – 1390
[119] Torres A, Serra-Batlles J, Ros E et al. Pulmonary aspiration of gastric contents in patients receiving mechanical ventilation: the effect of body position. Ann Intern Med 1992; 116(7): 540 – 543
[120] Girou E, Buu-Hoi A, Stephan F et al. Airway colonisation in long-term mechanically ventilated patients. Effect of semi-recumbent position and continuous subglottic suctioning. Intensive Care Med 2004; 30(2): 225 – 233
[121] van Nieuwenhoven CA, Vandenbroucke-Grauls C, van Tiel FH et al. Feasibility and effects of the semirecumbent position to prevent ventilator-associated pneumonia: a randomized study. Crit Care Med 2006; 34(2): 396 – 402
[122] Lewis S, Egger M, Sylvester P et al. Early enteral feeding versus "nil by mouth" after gastrointestinal surgery: systematic review and meta-analysis of controlled trails. Br Med J 2001; 323: 773 – 776
[123] Weimann A, Braga M, Harsanyi L et al. ESPEN Guidelines on Enteral Nutrition: Surgery including organ transplantation. Clin Nutr 2006; 25(2): 224 – 244
[124] Heyland D, Novak F, Drover J et al. Should immunonutrition become routine in critically ill patients? A systematic review of the evidence. J Am Med Ass 2001; 286: 944 – 953
[125] Heys S, Walker L, Smith I et al. Enteral nutritional supplementation with key nutritients in patients with critical illness and cancer: a meta-analysis of randomized controlled clinical trials. Ann Surg 1999; 229: 467 – 477
[126] Wiener RS, Wiener DC, Larson RJ. Benefits and risks of tight glucose control in critically ill adults: a meta-analysis. J Am Med Ass 2008; 300(8): 933 – 944
[127] van den Berghe G, Wouters P, Weekers F et al. Intensive insulin therapy in the critically ill patients. N Engl J Med 2001; 345(19): 1359 – 1367
[128] Krinsley JS. Effect of an intensive glucose management protocol on the mortality of critically ill adult patients. Mayo Clin Proc 2004; 79(8): 992 – 1000
[129] van den Berghe G, al e. Intensive insulin therapy study in medical intensive care patients. ESICM September 2005; Amsterdam
[130] Finfer S, Chittock DR, Su SY et al. Intensive versus conventional glucose control in critically ill patients. N Engl J Med 2009; 360(13): 1283 – 1397
[131] Griesdale DE, de Souza RJ, van Dam RM et al. Intensive insulin therapy and mortality among critically ill patients: a meta-analysis including NICE-SUGAR study data. Can Med Ass J 2009; 180(8): 821 – 827
[132] Brunkhorst FM, Wahl HG. Blood glucose measurements in the critically ill: more than just a blood draw. Crit Care 2006; 10(6): 178

[133] Clement S, Braithwaite SS, Magee MF et al. Management of diabetes and hyperglycemia in hospitals. Diabetes Care 2004; 27(2): 553 – 591
[134] Nathens AB, Marshall JC. Selective decontamination of the digestive tract in surgical patients: a systematic review of the evidence. Arch Surg 1999; 134(2): 170 – 176
[135] Silvestri L, van Saene HK, Milanese M et al. Selective decontamination of the digestive tract reduces bacterial bloodstream infection and mortality in critically ill patients. Systematic review of randomized, controlled trials. J Hosp Infect 2007; 65(3): 187 – 203
[136] Krueger WA, Lenhart FP, Neeser G et al. Influence of combined intravenous and topical antibiotic prophylaxis on the incidence of infections, organ dysfunctions, and mortality in critically ill surgical patients: a prospective, stratified, randomized, double-blind, placebo-controlled clinical trial. Am J Respir Crit Care Med 2002; 166(8): 1029 – 1037
[137] Bergmans DC, Bonten MJ, Gaillard CA et al. Prevention of ventilator-associated pneumonia by oral decontamination: a prospective, randomized, double-blind, placebo-controlled study. Am J Respir Crit Care Med 2001; 164(3): 382 – 388
[138] de Smet AM, Kluytmans JA, Cooper BS et al. Decontamination of the digestive tract and oropharynx in ICU patients. N Engl J Med 2009; 360(1): 20 – 31
[139] de Jonge E, Schultz M, Spanjaard L et al. Effects of selective decontamination of digestive tract on mortality and acquisition of resistant bacteria in intensive care: a randomized controlled trial. Lancet 2003; 362: 1011 – 1016
[140] de La Cal MA, Cerda E, Garcia-Hierro P et al. Survival benefit in critically ill burned patients receiving selective decontamination of the digestive tract: a randomized, placebo-controlled, double-blind trial. Ann Surg 2005; 241(3): 424 – 430
[141] Heininger A, Meyer E, Schwab F et al. Effects of long-term routine use of selective digestive decontamination on antimicrobial resistance. Intensive Care Med 2006; 32(10): 1569 – 1576
[142] Leone M, Albanese J, Antonini F et al. Long-term (6-year) effect of selective digestive decontamination on antimicrobial resistance in intensive care, multiple-trauma patients. Crit Care Med 2003; 31(8): 2090 – 2095
[143] Chlebicki MP, Safdar N. Topical chlorhexidine for prevention of ventilator-associated pneumonia: a meta-analysis. Crit Care Med 2007; 35(2): 595 – 602
[144] Segers P, Speekenbrink RG, Ubbink DT et al. Prevention of nosocomial infection in cardiac surgery by decontamination of the nasopharynx and oropharynx with chlorhexidine gluconate: a randomized controlled trial. J Am Med Ass 2006; 296(20): 2460 – 2466
[145] Kola A, Gastmeier P. Efficacy of oral chlorhexidine in preventing lower respiratory tract infections. Meta-analysis of randomized controlled trials. J Hosp Infect 2007; 66(3): 207 – 216
[146] Chan EY, Ruest A, Meade MO et al. Oral decontamination for prevention of pneumonia in mechanically ventilated adults: systematic review and meta-analysis. Br Med J 2007; 334 (7599): 889
[147] Piarroux R, Grenouillet F, Balvay P et al. Assessment of preemptive treatment to prevent severe candidiasis in critically ill surgical patients. Crit Care Med 2004; 32: 2443 – 2449
[148] Ho K, Rochford S, John G. The use of topical nonabsorbable gastrointestinal antifungal prophylaxis to prevent fungal infections in critically ill immunocompetent patients: a meta-analysis. Crit Care Med 2005; 33: 2383 – 2392
[149] Veenstra D, Saint S, Saha S et al. Efficacy of antiseptic-impregnated central venous catheters in preventing catheter-related bloodstream infection. J Am Med Ass 1999; 281: 261 – 267
[150] Geffers C, Zuschneid I, Eckmanns T et al. The relationship between methodological trial quality and the effects of impregnated central venous catheters. Intensive Care Med 2003; 29: 403 – 409
[151] Walder B, Pittet D, Tramèr M. Prevention of bloodstream infections with central venous catheters treated with anti-infective agents depends on catheter type and insertion time: Evidence from a meta-analysis. Infect Control Hosp Epidemiol 2002; 23: 748 – 756
[152] Johnson J, Kuskowski M, Wilt T. Systematic review: antimicrobial urinary catheters to prevent catheter-associated urinary tract infection in hospitalized patients. Ann Intern Med 2006; 144: 116 – 126
[153] Falagas M, Fragoulis K, Bliziotis I et al. Rifampicin-impregnated central venous catheters: a meta-analysis of randomized controlled trials. J Antimicrob Chemother 2007; 59: 359 – 369

[154] Fridkin SK, Pear SM, Williamson TH et al. The role of understaffing in central venous catheter-associated bloodstream infection. Infect Control Hosp Epidemiol 1996; 17: 150–158
[155] Archibald LK, Manning ML, Bell LM et al. Patient density, nurse-to-patient ratio and nosocomial infection risk in a pediatric cardiac intensive care unit. Pediatr Infect Dis 1997; 16: 1045–1048
[156] Dorsey G, Borneo H, Sun S et al. A heterogeneous outbreak of Enterobacter cloacae and Serratia marcescens infections in a surgical intensive care unit. Infect Control Hosp Epidemiol 2000; 21: 465–469
[157] Pessoa-Silva C, Toscano C, Moreira B et al. Infection due to extended-spectrum beta-lactamase-producing Salmonella enterica subs. enterica serotype infantis in aneonatal unit. J Pediatr 2002; 141: 381–387
[158] Robert J, Fridkin S, Blumberg H et al. The influence of the composition of the nursing staff on primary bloodstream infection rates in a surgical intensive care unit. Infect Control Hosp Epidemiol 2000; 21: 12–17
[159] Harbarth S, Sudre P, Dharan S et al. Outbreak of Enterobacter cloacae related to understaffing, overcrowding, and poor hygiene practices. Infect Control Hosp Epidemiol 1999; 20: 598–603
[160] Halwani M, Solaymani-Dodaran M, Grundmann H et al. Cross-transmission of nosocomial pathogens in an adult intensive care unit: incidence and risk factors. J Hosp Infect 2006; 63: 39–46
[161] Hugonnet S, Chevrolet JC, Pittet D. The effect of workload on infection risk in critically ill patients. Crit Care Med 2007; 35(1): 76–81
[162] William BM, Thawani N, Sae-Tia S et al. Hyposplenism: a comprehensive review. Part II: clinical manifestations, diagnosis, and management. Hematology 2007; 12(2): 89–98
[163] Landgren O, Bjorkholm M, Konradsen HB et al. A prospective study on antibody response to repeated vaccinations with pneumococcal capsular polysaccharide in splenectomized individuals with special reference to Hodgkin's lymphoma. J Intern Med 2004, 255(6): 664–673
[164] Cherif H, Landgren O, Konradsen HB et al. Poor antibody response to pneumococcal polysaccharide vaccination suggests increased susceptibility to pneumococcal infection in splenectomized patients with hematological diseases. Vaccine 2006; 24(1): 75–81
[165] Davies JM, Barnes R, Milligan D. Update of guidelines for the prevention and treatment of infection in patients with an absent or dysfunctional spleen. Clin Med 2002; 2(5): 440–443
[166] Jackson LA, Neuzil KM, Yu O et al. Effectiveness of pneumococcal polysaccharide vaccine in older adults. N Engl J Med 2003; 348(18): 1747–1755
[167] Vila-Corcoles A, Ochoa-Gondar O, Hospital I et al. Protective effects of the 23-valent pneumococcal polysaccharide vaccine in the elderly population: the EVAN-65 study. Clin Infect Dis 2006; 43(7): 860–868
[168] Ortqvist A, Hedlund J, Burman LA et al. Randomised trial of 23-valent pneumococcal capsular polysaccharide vaccine in prevention of pneumonia in middle-aged and elderly people. Swedish Pneumococcal Vaccination Study Group. Lancet 1998; 351(9100): 399–403
[169] Wacha H, Hau T, Dittmer R et al. Risk factors associated with intraabdominal infections: a prospective multicenter study. Peritonitis Study Group. Langenbecks Arch Surg 1999; 384 (1): 24–32
[170] Barie PS, Williams MD, McCollam JS et al. Benefit/risk profile of drotrecogin alfa (activated) in surgical patients with severe sepsis. Am J Surg 2004; 188(3): 212–220
[171] Koperna T, Schulz F. Relaparotomy in peritonitis: prognosis and treatment of patients with persisting intraabdominal infection. World J Surg 2000; 24(1): 32–37
[172] Kaiser RE, Cerra FB. Progressive necrotizing surgical infections – a unified approach. J Trauma 1981; 21(5): 349–355
[173] Byrnes MC, Coopersmith CM. Prevention of catheter-related blood stream infection. Curr Opin Crit Care 2007; 13(4): 411–415
[174] Zühlke H. Autologe Verfahren zur Therapie von Gefäßinfektionen. Gefäßchirurgie 2006; 11 (6): 409–422
[175] Arens S, Hansis M. Implantate in der Unfallchirurgie Osteosynthese mit Titan. Dsch Ärztebl 1998; 95(24): A1516–A1518

[176] Sia IG, Berbari EF, Karchmer AW. Prosthetic joint infections. Infect Dis Clin North Am 2005; 19(4): 885 – 914
[177] Mehendiratta V, McCarty BC, Gomez L et al. Computerized tomography (CT)-guided aspiration of abscesses: outcome of therapy at a tertiary care hospital. J Infect 2007; 54(2): 122 – 128
[178] Schneider JI. Rapid infectious killers. Emerg Med Clin North Am 2004; 22(4): 1099 – 1115
[179] van Ruler O, Lamme B, Gouma DJ et al. Variables associated with positive findings at relaparotomy in patients with secondary peritonitis. Crit Care Med 2007; 35(2): 468 – 476
[180] Pieracci FM, Barie PS. Intra-abdominal infections. Curr Opin Crit Care 2007; 13(4): 440 – 449
[181] Klompas M, Yokoe DS. Automated surveillance of health care-associated infections. Clin Infect Dis 2009; 48(9): 1268 – 1275
[182] Intensive Care Antimicrobial Resistance Epidemiology (ICARE) Surveillance Report, data summary from January 1996 through December 1997: A report from the National Nosocomial Infections Surveillance (NNIS) System. Am J Infect Control 1999; 27(3): 279 – 284
[183] Engel C, Brunkhorst FM, Bone HG et al. Epidemiology of sepsis in Germany: results from a national prospective multicenter study. Intensive Care Med 2007; 33(4): 606 – 618
[184] Freid MA, Vosti KL. The importance of underlying disease in patients with gram-negative bacteremia. Arch Intern Med 1968; 121(5): 418 – 423
[185] McCabe WR, Jackson GG. Gram negative bacteremia. Arch Intern Med 1962; 110: 92 – 100
[186] Bryant RE, Hood AF, Hood CE et al. Factors affecting mortality of gram-negative rod bacteremia. Arch Intern Med 1971; 127(1): 120 – 128
[187] Young LS, Martin WJ, Meyer RD et al. Gram-negative rod bacteremia: microbiologic, immunologic, and therapeutic considerations. Ann Intern Med 1977; 86(4): 456 – 471
[188] Kreger BE, Craven DE, McCabe WR. Gram-negative bacteremia. IV. Re-evaluation of clinical features and treatment in 612 patients. Am J Med 1980; 68(3): 344 – 355
[189] Leibovici L, Paul M, Poznanski O et al. Monotherapy versus beta-lactam-aminoglycoside combination treatment for gram-negative bacteremia: a prospective, observational study. Antimicrob Agents Chemother 1997; 41(5): 1127 – 1133
[190] Chow JW, Fine MJ, Shlaes DM et al. Enterobacter bacteremia: clinical features and emergence of antibiotic resistance during therapy. Ann Intern Med 1991; 115(8): 585 – 590
[191] Vidal F, Mensa J, Almela M et al. Epidemiology and outcome of Pseudomonas aeruginosa bacteremia, with special emphasis on the influence of antibiotic treatment. Analysis of 189 episodes. Arch Intern Med 1996; 156(18): 2121 – 2126
[192] Schiappa DA, Hayden MK, Matushek MG et al. Ceftazidime-resistant Klebsiella pneumoniae and Escherichia coli bloodstream infection: a case-control and molecular epidemiologic investigation. J Infect Dis 1996; 174(3): 529 – 536
[193] Caballero-Granado FJ, Cisneros JM, Luque R et al. Comparative study of bacteremias caused by Enterococcus spp. with and without high-level resistance to gentamicin. The Grupo Andaluz para el estudio de las Enfermedades Infecciosas. J Clin Microbiol 1998; 36(2): 520 – 525
[194] Ispahani P, Pearson NJ, Greenwood D. An analysis of community and hospital-acquired bacteraemia in a large teaching hospital in the United Kingdom. Q J Med 1987; 63(241): 427 – 440
[195] Leibovici L, Drucker M, Konigsberger H et al. Septic shock in bacteremic patients: risk factors, features and prognosis. Scand J Infect Dis 1997; 29(1): 71 – 75
[196] Leibovici L, Shraga I, Drucker M et al. The benefit of appropriate empirical antibiotic treatment in patients with bloodstream infection. J Intern Med 1998; 244(5): 379 – 386
[197] Kollef MH, Sherman G, Ward S et al. Inadequate antimicrobial treatment of infections: a risk factor for hospital mortality among critically ill patients. Chest 1999; 115(2): 462 – 474
[198] Ibrahim EH, Sherman G, Ward S et al. The influence of inadequate antimicrobial treatment of bloodstream infections on patient outcomes in the ICU setting. Chest 2000; 118(1): 146 – 155
[199] Harbarth S, Ferriere K, Hugonnet S et al. Epidemiology and prognostic determinants of bloodstream infections in surgical intensive care. Arch Surg 2002; 137(12): 1353 – 1359; discussion 1359

[200] Hanon FX, Monnet DL, Sorensen TL et al. Survival of patients with bacteraemia in relation to initial empirical antimicrobial treatment. Scand J Infect Dis 2002; 34(7): 520–528
[201] Harbarth S, Garbino J, Pugin J et al. Inappropriate initial antimicrobial therapy and its effect on survival in a clinical trial of immunomodulating therapy for severe sepsis. Am J Med 2003; 115(7): 529–535
[202] Zaragoza R, Artero A, Camarena JJ et al. The influence of inadequate empirical antimicrobial treatment on patients with bloodstream infections in an intensive care unit. Clin Microbiol Infect 2003; 9(5): 412–418
[203] Leone M, Bourgoin A, Cambon S et al. Empirical antimicrobial therapy of septic shock patients: adequacy and impact on the outcome. Crit Care Med 2003; 31(2): 462–467
[204] Garnacho-Montero J, Garcia-Garmendia JL, Barrero-Almodovar A et al. Impact of adequate empirical antibiotic therapy on the outcome of patients admitted to the intensive care unit with sepsis. Crit Care Med 2003; 31(12): 2742–2751
[205] Paul M, Benuri-Silbiger I, Soares-Weiser K et al. Beta lactam monotherapy versus beta lactam-aminoglycoside combination therapy for sepsis in immunocompetent patients: systematic review and meta-analysis of randomised trials. Br Med J 2004; 328(7441): 668
[206] Heyland DK, Dodek P, Muscedere J et al. Randomized trial of combination versus monotherapy for the empiric treatment of suspected ventilator-associated pneumonia. Crit Care Med 2008; 36(3): 737–744
[207] Fowler VG jr, Boucher HW, Corey GR et al. Daptomycin versus standard therapy for bacteremia and endocarditis caused by Staphylococcus aureus. N Engl J Med 2006; 355(7): 653–665
[208] Babinchak T, Ellis-Grosse E, Dartois N et al. The efficacy and safety of tigecycline for the treatment of complicated intra-abdominal infections: analysis of pooled clinical trial data. Clin Infect Dis 2005; 41(Suppl. 5): S354–S367
[209] Byl B, Jacobs F, Wallemacq P et al. Vancomycin penetration of uninfected pleural fluid exudate after continuous or intermittent infusion. Antimicrob Agents Chemother 2003; 47(6): 2015–2017
[210] Cruciani M, Gatti G, Lazzarini L et al. Penetration of vancomycin into human lung tissue. J Antimicrob Chemother 1996; 38(5): 865–869
[211] Kollef MH, Rello J, Cammarata SK et al. Clinical cure and survival in gram-positive ventilator-associated pneumonia: retrospective analysis of two double-blind studies comparing linezolid with vancomycin. Intensive Care Med 2004; 30(3): 388–394
[212] Wunderink RG, Rello J, Cammarata SK et al. Linezolid vs. vancomycin: analysis of two double-blind studies of patients with methicillin-resistant Staphylococcus aureus nosocomial pneumonia. Chest 2003; 124(5): 1789–1797
[213] Sharpe JN, Shively EH, Polk HC jr. Clinical and economic outcomes of oral linezolid versus intravenous vancomycin in the treatment of MRSA-complicated, lower-extremity skin and soft-tissue infections caused by methicillin-resistant Staphylococcus aureus. Am J Surg 2005; 189(4): 425–428
[214] Weigelt J, Itani K, Stevens D et al. Linezolid versus vancomycin in treatment of complicated skin and soft tissue infections. Antimicrob Agents Chemother 2005; 49(6): 2260–2266
[215] Weigelt J, Kaafarani HM, Itani KM et al. Linezolid eradicates MRSA better than vancomycin from surgical-site infections. Am J Surg 2004; 188(6): 760–766
[216] Gang RK, Sanyal SC, Mokaddas E et al. Rifampicin as an adjunct to vancomycin therapy in MRSA septicaemia in burns. Burns 1999; 25(7): 640–644
[217] Grif K, Dierich MP, Pfaller K et al. In vitro activity of fosfomycin in combination with various antistaphylococcal substances. J Antimicrob Chemother 2001; 48(2): 209–217
[218] Yzerman EP, Boelens HA, Vogel M et al. Efficacy and safety of teicoplanin plus rifampicin in the treatment of bacteraemic infections caused by Staphylococcus aureus. J Antimicrob Chemother 1998; 42(2): 233–239
[219] Howden BP, Ward PB, Charles PG et al. Treatment outcomes for serious infections caused by methicillin-resistant Staphylococcus aureus with reduced vancomycin susceptibility. Clin Infect Dis 2004; 38(4): 521–518

[220] Baddour LM, Yu VL, Klugman KP et al. Combination antibiotic therapy lowers mortality among severely ill patients with pneumococcal bacteremia. Am J Respir Crit Care Med 2004; 170(4): 440–444

[221] Nguyen MH, Peacock JE jr., Tanner DC et al. Therapeutic approaches in patients with candidemia. Evaluation in a multicenter, prospective, observational study. Arch Intern Med 1995; 155(22): 2429–2435

[222] Jacobs S, Price Evans DA, Tariq M et al. Fluconazole improves survival in septic shock: a randomized double-blind prospective study. Crit Care Med 2003; 31(7): 1938–1946

[223] Bochud PY, Glauser MP, Calandra T. Antibiotics in sepsis. Intensive Care Med 2001; 27 (Suppl. 1): S33–S48

[224] Sobel JD, Rex JH. Invasive candidiasis: turning risk into a practical prevention policy? Clin Infect Dis 2001; 33(2): 187–190

[225] Link H, Bohme A, Cornely OA et al. Antimicrobial therapy of unexplained fever in neutropenic patients – guidelines of the Infectious Diseases Working Party (AGIHO) of the German Society of Hematology and Oncology (DGHO), Study Group Interventional Therapy of Unexplained Fever, Arbeitsgemeinschaft Supportivmaßnahmen in der Onkologie (ASO) of the Deutsche Krebsgesellschaft (DKG-German Cancer Society). Ann Hematol 2003; 82 (Suppl. 2): S105–S117

[226] Maschmeyer G, Böhme A, Buchheidt D, Cornely OA, Fircke H-J, Karthaus M, Lehmbecher T, Link H, Shah PM, Wilhelm M. Diagnostik und Therapie von Infektionen bei Patienten in der Hämatologie und Onkologie. Leitlinien der Sektion Infektionen in der Hämatologie/Onkologie der Paul-Ehrlich-Gesellschaft e.V. Chemother J 2004; 13(3): 134–141

[227] Rivers E, Nguyen B, Havstad S et al. Early goal-directed therapy in the treatment of severe sepsis and septic shock. N Engl J Med 2001; 345(19): 1368–1377

[228] Swenson JD, Bull D, Stringham J. Subjective assessment of left ventricular preload using transesophageal echocardiography: corresponding pulmonary artery occlusion pressures. J Cardiothorac Vasc Anesth 2001; 15(5): 580–583

[229] Buhre W, Buhre K, Kazmaier S et al. Assessment of cardiac preload by indicator dilution and transoesophageal echocardiography. Eur J Anaesthesiol 2001; 18(10): 662–667

[230] Kumar A, Anel R, Bunnell E et al. Pulmonary artery occlusion pressure and central venous pressure fail to predict ventricular filling volume, cardiac performance, or the response to volume infusion in normal subjects. Crit Care Med 2004; 32(3): 691–699

[231] Godje O, Peyerl M, Seebauer T et al. Central venous pressure, pulmonary capillary wedge pressure and intrathoracic blood volumes as preload indicators in cardiac surgery patients. Eur J Cardiothorac Surg 1998; 13(5): 533–539; discussion 539–540

[232] Nguyen HB, Corbett SW, Steele R et al. Implementation of a bundle of quality indicators for the early management of severe sepsis and septic shock is associated with decreased mortality. Crit Care Med 2007; 35(4): 1105–1112

[233] Ferrer R, Artigas A, Levy MM et al. Improvement in process of care and outcome after a multicenter severe sepsis educational program in Spain. J Am Med Ass 2008; 299(19): 2294–2303

[234] Kortgen A, Niederprum P, Bauer M. Implementation of an evidence-based "standard operating procedure" and outcome in septic shock. Crit Care Med 2006; 34(4): 943–949

[235] Brunkhorst FM, Engel C, Bloos F et al. Intensive insulin therapy and pentastarch resuscitation in severe sepsis. N Engl J Med 2008; 358(2): 125–139

[236] Schortgen F, Lacherade JC, Bruneel F et al. Effects of hydroxyethylstarch and gelatin on renal function in severe sepsis: a multicentre randomised study. Lancet 2001; 357(9260): 911–916

[237] Zarychanski R, Turgeon A, Fergusson D et al. Renal outcomes following hydroxyethyl starch Resuscitation: a meta-analysis of randomized trials. Clin Invest Med 2008; 31(Suppl. 4): S26

[238] Dart AB, Mutter TC, Ruth CA et al. Hydroxyethyl starch (HES) versus other fluid therapies: effects on kidney function. Cochrane Database Syst Rev 2010 (1): CD007594

[239] Finfer S, Bellomo R, Boyce N et al. A comparison of albumin and saline for fluid resuscitation in the intensive care unit. N Engl J Med 2004; 350(22): 2247–2256

[240] Meier-Hellmann A. Hämodynamische Stabilisierung in der Sepsis. Anästhesiol Intensivmed 2000; 41: 601 – 613

[241] Gattinoni L, Brazzi L, Pelosi P et al. A trial of goal-oriented hemodynamic therapy in critically ill patients. SvO2 Collaborative Group. N Engl J Med 1995; 333(16): 1025 – 1032

[242] Kern JW, Shoemaker WC. Meta-analysis of hemodynamic optimization in high-risk patients. Crit Care Med 2002; 30(8): 1686 – 1692

[243] Hayes MA, Yau EH, Timmins AC et al. Response of critically ill patients to treatment aimed at achieving supranormal oxygen delivery and consumption. Relationship to outcome. Chest 1993; 103: 886 – 895

[244] Meier-Hellmann A, Bredle DL, Specht M et al. Dopexamine increases splanchnic blood flow but decreases gastric mucosal pH in severe septic patients treated with dobutamine. Crit Care Med 1999; 27(10): 2166 – 2171

[245] Bennett ED. Dopexamine: much more than a vasoactive agent. Crit Care Med 1998; 26(10): 1621 – 1622

[246] Byers RJ, Eddleston JM, Pearson RC et al. Dopexamine reduces the incidence of acute inflammation in the gut mucosa after abdominal surgery in high-risk patients. Crit Care Med 1999; 27(9): 1787 – 1793

[247] Kiefer P, Tugtekin I, Wiedeck H et al. Effect of a dopexamine-induced increase in cardiac index on splanchnic hemodynamics in septic shock. Am J Respir Crit Care Med 2000; 161 (3 Pt 1): 775 – 779

[248] Schmidt W, Hacker A, Gebhard MM et al. Dopexamine attenuates endotoxin-induced microcirculatory changes in rat mesentery: role of beta2 adrenoceptors. Crit Care Med 1998; 26(10): 1639 – 1645

[249] Mullner M, Urbanek B, Havel C et al. Vasopressors for shock. Cochrane Database Syst Rev 2004 (3): CD003709

[250] Martin C, Viviand X, Leone M et al. Effect of norepinephrine on the outcome of septic shock. Crit Care Med 2000; 28(8): 2758 – 2765

[251] Annane D, Vignon P, Renault A et al. Norepinephrine plus dobutamine versus epinephrine alone for management of septic shock: a randomised trial. Lancet 2007; 370(9588): 676 – 684

[252] Prielipp RC, MacGregor DA, Royster RL et al. Dobutamine antagonizes epinephrine's biochemical and cardiotonic effects: results of an in vitro model using human lymphocytes and a clinical study in patients recovering from cardiac surgery. Anesthesiology 1998; 89 (1): 49 – 57

[253] Dunser MW, Mayr AJ, Ulmer H et al. Arginine vasopressin in advanced vasodilatory shock: a prospective, randomized, controlled study. Circulation 2003; 107(18): 2313 – 2319

[254] Tsuneyoshi I, Yamada H, Kakihana Y et al. Hemodynamic and metabolic effects of low-dose vasopressin infusions in vasodilatory septic shock. Crit Care Med 2001; 29(3): 487 – 493

[255] Malay MB, Ashton RC jr, Landry DW et al. Low-dose vasopressin in the treatment of vasodilatory septic shock. J Trauma 1999; 47(4): 699 – 703; discussion 703 – 705

[256] Patel BM, Chittock DR, Russell JA et al. Beneficial effects of short-term vasopressin infusion during severe septic shock. Anesthesiology 2002; 96(3): 576 – 582

[257] Dunser MW, Mayr AJ, Tur A et al. Ischemic skin lesions as a complication of continuous vasopressin infusion in catecholamine-resistant vasodilatory shock: incidence and risk factors. Crit Care Med 2003; 31(5): 1394 – 1398

[258] Russell JA, Walley KR, Singer J et al. Vasopressin versus norepinephrine infusion in patients with septic shock. N Engl J Med 2008; 358(9): 877 – 887

[259] Bellomo R, Chapman M, Finfer S et al. Low-dose dopamine in patients with early renal dysfunction: a placebo-controlled randomised trial. Australian and New Zealand Intensive Care Society (ANZICS) Clinical Trials Group. Lancet 2000; 356(9248): 2139 – 2143

[260] Marik PE, Iglesias J. Low-dose dopamine does not prevent acute renal failure in patients with septic shock and oliguria. NORASEPT II Study Investigators. Am J Med 1999; 107(4): 387 – 390

[261] Chertow GM, Sayegh MH, Allgren RL et al. Is the administration of dopamine associated with adverse or favorable outcomes in acute renal failure? Auriculin Anaritide Acute Renal Failure Study Group. Am J Med 1996; 101(1): 49 – 53

[262] Kellum JA, Decker JM. Use of dopamine in acute renal failure: a meta-analysis. Crit Care Med 2001; 29(8): 1526–1531
[263] Marik PE. Low-dose dopamine: a systematic review. Intensive Care Med 2002; 28(7): 877–883
[264] Debaveye YA, Van den Berghe GH. Is there still a place for dopamine in the modern intensive care unit? Anesth Analg 2004; 98(2): 461–468
[265] Oppert M, Engel C, Brunkhorst FM et al. Acute renal failure in patients with severe sepsis and septic shock – a significant independent risk factor for mortality: results from the German Prevalence Study. Nephrol Dial Transplant 2008; 23(3): 904–909
[266] Mehta RL, Kellum JA, Shah SV et al. Acute Kidney Injury Network: report of an initiative to improve outcomes in acute kidney injury. Crit Care 2007; 11(2): R31
[267] Vinsonneau C, Camus C, Combes A et al. Continuous venovenous haemodiafiltration versus intermittent haemodialysis for acute renal failure in patients with multiple-organ dysfunction syndrome: a multicentre randomised trial. Lancet 2006; 368(9533): 379–385
[268] Kellum JA, Angus DC, Johnson JP et al. Continuous versus intermittent renal replacement therapy: a meta-analysis. Intensive Care Med 2002; 28(1): 29–37
[269] Tonelli M, Manns B, Feller-Kopman D. Acute renal failure in the intensive care unit: a systematic review of the impact of dialytic modality on mortality and renal recovery. Am J Kidney Dis 2002; 40(5): 875–885
[270] Augustine JJ, Sandy D, Seifert TH et al. A randomized controlled trial comparing intermittent with continuous dialysis in patients with ARF. Am J Kidney Dis 2004; 44(6): 1000–1007
[271] Gasparovic V, Filipovic-Grcic I, Merkler M et al. Continuous renal replacement therapy (CRRT) or intermittent hemodialysis (IHD) – what is the procedure of choice in critically ill patients? Ren Fail 2003; 25(5): 855–862
[272] Mehta RL, McDonald B, Gabbai FB et al. A randomized clinical trial of continuous versus intermittent dialysis for acute renal failure. Kidney Int 2001; 60(3): 1154–1163
[273] Uehlinger DE, Jakob SM, Ferrari P et al. Comparison of continuous and intermittent renal replacement therapy for acute renal failure. Nephrol Dial Transplant 2005; 20(8): 1630–1637
[274] John S, Griesbach D, Baumgartel M et al. Effects of continuous haemofiltration vs. intermittent haemodialysis on systemic haemodynamics and splanchnic regional perfusion in septic shock patients: a prospective, randomized clinical trial. Nephrol Dial Transplant 2001; 16(2): 320–327
[275] Kielstein JT, Kretschmer U, Ernst T et al. Efficacy and cardiovascular tolerability of extended dialysis in critically ill patients: a randomized controlled study. Am J Kidney Dis 2004; 43 (2): 342–349
[276] Schortgen F, Soubrier N, Delclaux C et al. Hemodynamic tolerance of intermittent hemodialysis in critically ill patients: usefulness of practice guidelines. Am J Respir Crit Care Med 2000; 162(1): 197–202
[277] Misset B, Timsit JF, Chevret S et al. A randomized cross-over comparison of the hemodynamic response to intermittent hemodialysis and continuous hemofiltration in ICU patients with acute renal failure. Intensive Care Med 1996; 22(8): 742–746
[278] Faulhaber-Walter R, Hafer C, Jahr N et al. The Hannover Dialysis Outcome study: comparison of standard versus intensified extended dialysis for treatment of patients with acute kidney injury in the intensive care unit. Nephrol Dial Transplant 2009; 24(7): 2179–2186
[279] Bellomo R, Cass A, Cole L et al. Intensity of continuous renal-replacement therapy in critically ill patients. N Engl J Med 2009; 361(17): 1627–1638
[280] Palevsky PM, Zhang JH, O'Connor TZ et al. Intensity of renal support in critically ill patients with acute kidney injury. N Engl J Med 2008; 359(1): 7–20
[281] Bouman CS, Oudemans-Van Straaten HM, Tijssen JG et al. Effects of early high-volume continuous venovenous hemofiltration on survival and recovery of renal function in intensive care patients with acute renal failure: a prospective, randomized trial. Crit Care Med 2002; 30(10): 2205–2211

[282] Ronco C, Bellomo R, Homel P et al. Effects of different doses in continuous veno-venous haemofiltration on outcomes of acute renal failure: a prospective randomised trial. Lancet 2000; 356(9223): 26 – 30

[283] Saudan P, Niederberger M, De Seigneux S et al. Adding a dialysis dose to continuous hemofiltration increases survival in patients with acute renal failure. Kidney Int 2006; 70(7): 1312 – 1317

[284] Schiffl H, Lang SM, Fischer R. Daily hemodialysis and the outcome of acute renal failure. N Engl J Med 2002; 346(5): 305 – 310

[285] Tolwani AJ, Campbell RC, Stofan BS et al. Standard versus high-dose CVVHDF for ICU-related acute renal failure. J Am Soc Nephrol 2008; 19(6): 1233 – 1238

[286] De Vriese AS, Colardyn FA, Philippe JJ et al. Cytokine removal during continuous hemofiltration in septic patients. J Am Soc Nephrol 1999; 10(4): 846 – 853

[287] van Deuren M, van der Meer JW. Hemofiltration in septic patients is not able to alter the plasma concentration of cytokines therapeutically. Intensive Care Med 2000; 26(9): 1176 – 1178

[288] Payen D, Mateo J, Cavaillon JM et al. Impact of continuous venovenous hemofiltration on organ failure during the early phase of severe sepsis: a randomized controlled trial. Crit Care Med 2009; 37(3): 803 – 810

[289] Hopkins RO, Weaver LK, Pope D et al. Neuropsychological sequelae and impaired health status in survivors of severe acute respiratory distress syndrome. Am J Respir Crit Care Med 1999; 160(1): 50 – 56

[290] Acute Respiratory Distress Syndrome Network. Ventilation with lower tidal volumes as compared with traditional tidal volumes for acute lung injury and the acute respiratory distress syndrome. N Engl J Med 2000; 342(18): 1301 – 1308

[291] Amato MB, Barbas CS, Medeiros DM et al. Effect of a protective-ventilation strategy on mortality in the acute respiratory distress syndrome. N Engl J Med 1998; 338(6): 347 – 354

[292] Villar J, Kacmarek RM, Perez-Mendez L et al. A high positive end-expiratory pressure, low tidal volume ventilatory strategy improves outcome in persistent acute respiratory distress syndrome: a randomized, controlled trial. Crit Care Med 2006; 34(5): 1311 – 1318

[293] Terragni PP, Rosboch G, Tealdi A et al. Tidal hyperinflation during low tidal volume ventilation in acute respiratory distress syndrome. Am J Respir Crit Care Med 2007; 175(2): 160 – 166

[294] Hager DN, Krishnan JA, Hayden DL et al. Tidal volume reduction in patients with acute lung injury when plateau pressures are not high. Am J Respir Crit Care Med 2005; 172(10): 1241 – 1245

[295] Bidani A, Tzouanakis AE, Cardenas VJ jr et al. Permissive hypercapnia in acute respiratory failure. J Am Med Ass 1994; 272(12): 957 – 962

[296] Hickling KG, Walsh J, Henderson S et al. Low mortality rate in adult respiratory distress syndrome using low-volume, pressure-limited ventilation with permissive hypercapnia: a prospective study. Crit Care Med 1994; 22(10): 1568 – 1578

[297] Martin GS, Bernard GR. Airway and lung in sepsis. Intensive Care Med 2001; 27(Suppl. 1): S63 – S79

[298] Gattinoni L, Tognoni G, Pesenti A et al. Effect of prone positioning on the survival of patients with acute respiratory failure. N Engl J Med 2001; 345(8): 568 – 573

[299] Guerin C, Gaillard S, Lemasson S et al. Effects of systematic prone positioning in hypoxemic acute respiratory failure: a randomized controlled trial. J Am Med Ass 2004; 292(19): 2379 – 2387

[300] Lundin S, Mang H, Smithies M et al. Inhalation of nitric oxide in acute lung injury: results of a European multicentre study. The European Study Group of Inhaled Nitric Oxide. Intensive Care Med 1999; 25(9): 911 – 919

[301] Taylor RW, Zimmerman JL, Dellinger RP et al. Low-dose inhaled nitric oxide in patients with acute lung injury: a randomized controlled trial. J Am Med Ass 2004; 291(13): 1603 – 1609

[302] Sokol J, Jacobs SE, Bohn D. Inhaled nitric oxide for acute hypoxic respiratory failure in children and adults: a meta-analysis. Anesth Analg 2003; 97(4): 989 – 998

[303] Esteban A, Alia I, Gordo F et al. Extubation outcome after spontaneous breathing trials with T-tube or pressure support ventilation. The Spanish Lung Failure Collaborative Group. Am J Respir Crit Care Med 1997; 156(2 Pt 1): 459–465
[304] Esteban A, Alia I, Tobin MJ et al. Effect of spontaneous breathing trial duration on outcome of attempts to discontinue mechanical ventilation. Spanish Lung Failure Collaborative Group. Am J Respir Crit Care Med 1999; 159(2): 512–518
[305] Ely EW, Baker AM, Dunagan DP et al. Effect on the duration of mechanical ventilation of identifying patients capable of breathing spontaneously. N Engl J Med 1996; 335(25): 1864–1869
[306] Ely EW, Bennett PA, Bowton DL et al. Large scale implementation of a respiratory therapist-driven protocol for ventilator weaning. Am J Respir Crit Care Med 1999; 159(2): 439–446
[307] Bone RC, Fisher CJ jr, Clemmer TP et al. A controlled clinical trial of high-dose methylprednisolone in the treatment of severe sepsis and septic shock. N Engl J Med 1987; 317(11): 653–658
[308] The Veterans Administration Systemic Sepsis Cooperative Study Group. Effect of high-dose glucocorticoid therapy on mortality in patients with clinical signs of systemic sepsis. N Engl J Med 1987; 317(11): 659–665
[309] Sprung CL, Annane D, Keh D et al. Hydrocortisone therapy for patients with septic shock. N Engl J Med 2008; 358(2): 111–124
[310] Marik PE, Zaloga GP. Adrenal insufficiency during septic shock. Crit Care Med 2003; 31(1): 141–145
[311] Zaloga GP, Marik P. Hypothalamic-pituitary-adrenal insufficiency. Crit Care Clin 2001; 17 (1): 25–41
[312] Dunn JF, Nisula BC, Rodbard D. Transport of steroid hormones: binding of 21 endogenous steroids to both testosterone-binding globulin and corticosteroid-binding globulin in human plasma. J Clin Endocrinol Metab 1981; 53(1): 58–68
[313] Beishuizen A, Thijs LG, Vermes I. Patterns of corticosteroid-binding globulin and the free cortisol index during septic shock and multitrauma. Intensive Care Med 2001; 27(10): 1584–1591
[314] Keh D, Boehnke T, Weber-Cartens S et al. Immunologic and hemodynamic effects of "low-dose" hydrocortisone in septic shock: a double-blind, randomized, placebo-controlled, crossover study. Am J Respir Crit Care Med 2003; 167(4): 512–520
[315] Ali NA, O'Brien JM jr, Dungan K et al. Glucose variability and mortality in patients with sepsis. Crit Care Med 2008; 36(8): 2316–2321
[316] Bernard GR, Vincent JL, Laterre PF et al. Efficacy and safety of recombinant human activated protein C for severe sepsis. N Engl J Med 2001; 344(10): 699–709
[317] Abraham E, Laterre PF, Garg R et al. Drotrecogin alfa (activated) for adults with severe sepsis and a low risk of death. N Engl J Med 2005; 353(13): 1332–1341
[318] Vincent JL, Nadel S, Kutsogiannis DJ et al. Drotrecogin alfa (activated) in patients with severe sepsis presenting with purpura fulminans, meningitis, or meningococcal disease: a retrospective analysis of patients enrolled in recent clinical studies. Crit Care 2005; 9(4): R331–R343
[319] Oxman AD, Guyatt GH. A consumer's guide to subgroup analyses. Ann Intern Med 1992; 116(1): 78–84
[320] Levi M, Levy M, Williams MD et al. Prophylactic heparin in patients with severe sepsis treated with drotrecogin alfa (activated). Am J Respir Crit Care Med 2007; 176(5): 483–490
[321] Warren BL, Eid A, Singer P et al. Caring for the critically ill patient. High-dose antithrombin III in severe sepsis: a randomized controlled trial. J Am Med Ass 2001; 286(15): 1869–1878
[322] Kreymann KG, de Heer G, Nierhaus A et al Use of polyclonal immunoglobulins as adjunctive therapy for sepsis or septic shock. Crit Care Med 2007; 35(12): 2677–2685
[323] Laupland KB, Kirkpatrick AW, Delaney A. Polyclonal intravenous immunoglobulin for the treatment of severe sepsis and septic shock in critically ill adults: a systematic review and meta-analysis. Crit Care Med 2007; 35(12): 2686–2692
[324] Werdan K, Pilz G, Bujdoso O et al. Score-based immunoglobulin G therapy of patients with sepsis: the SBITS study. Crit Care Med 2007; 35(12): 2693–2701

[325] Heyland DK. Selenium supplementation in critically ill patients: can too much of a good thing be a bad thing? Crit Care 2007; 11(4): 153
[326] Forceville X, Laviolle B, Annane D et al. Effects of high doses of selenium, as sodium selenite, in septic shock: a placebo-controlled, randomized, double-blind, phase II study. Crit Care 2007; 11(4): R73
[327] Bernard GR, Wheeler AP, Russell JA et al. The effects of ibuprofen on the physiology and survival of patients with sepsis. The Ibuprofen in Sepsis Study Group. N Engl J Med 1997; 336 (13): 912–918
[328] Takala J, Ruokonen E, Webster NR et al. Increased mortality associated with growth hormone treatment in critically ill adults. N Engl J Med 1999; 341(11): 785–792
[329] Holcroft JW, Vassar MJ, Weber CJ. Prostaglandin E1 and survival in patients with the adult respiratory distress syndrome. A prospective trial. Ann Surg 1986; 203(4): 371–378
[330] Bone RC, Slotman G, Maunder R et al. Randomized double-blind, multicenter study of prostaglandin E1 in patients with the adult respiratory distress syndrome. Prostaglandin E1 Study Group. Chest 1989; 96(1): 114–119
[331] Silverman HJ, Slotman G, Bone RC et al. Effects of prostaglandin E1 on oxygen delivery and consumption in patients with the adult respiratory distress syndrome. Results from the prostaglandin E1 multicenter trial. The Prostaglandin E1 Study Group. Chest 1990; 98(2): 405–410
[332] Abraham E, Baughman R, Fletcher E et al. Liposomal prostaglandin E1 (TLC C-53) in acute respiratory distress syndrome: a controlled, randomized, double-blind, multicenter clinical trial. TLC C-53 ARDS Study Group. Crit Care Med 1999; 27(8): 1478–1485
[333] Yang S, Zhou M, Koo DJ et al. Pentoxifylline prevents the transition from the hyperdynamic to hypodynamic response during sepsis. Am J Physiol 1999; 277(3 Pt 2): H1036–H1044
[334] Staubach KH, Schroder J, Stuber F et al. Effect of pentoxifylline in severe sepsis: results of a randomized, double-blind, placebo-controlled study. Arch Surg 1998; 133(1): 94–100
[335] Lauterbach R, Pawlik D, Kowalczyk D et al. Effect of the immunomodulating agent, pentoxifylline, in the treatment of sepsis in prematurely delivered infants: a placebo-controlled, double-blind trial. Crit Care Med 1999; 27(4): 807–814
[336] Molnar Z, Shearer E, Lowe D. N-Acetylcysteine treatment to prevent the progression of multisystem organ failure: a prospective, randomized, placebo-controlled study. Crit Care Med 1999; 27(6): 1100–1104
[337] Zhang P, Bagby GJ, Stoltz DA et al. Enhancement of peritoneal leukocyte function by granulocyte colony-stimulating factor in rats with abdominal sepsis. Crit Care Med 1998; 26(2): 315–321
[338] Lundblad R, Nesland JM, Giercksky KE. Granulocyte colony-stimulating factor improves survival rate and reduces concentrations of bacteria, endotoxin, tumor necrosis factor, and endothelin-1 in fulminant intra-abdominal sepsis in rats. Crit Care Med 1996; 24(5): 820–826
[339] Karzai W, von Specht BU, Parent C et al. G-CSF during Escherichia coli versus Staphylococcus aureus pneumonia in rats has fundamentally different and opposite effects. Am J Respir Crit Care Med 1999; 159(5 Pt 1): 1377–1382
[340] Heard SO, Fink MP, Gamelli RL et al. Effect of prophylactic administration of recombinant human granulocyte colony-stimulating factor (filgrastim) on the frequency of nosocomial infections in patients with acute traumatic brain injury or cerebral hemorrhage. The Filgrastim Study Group. Crit Care Med 1998; 26(4): 748–754
[341] Root RK, Lodato RF, Patrick W et al. Multicenter, double-blind, placebo-controlled study of the use of filgrastim in patients hospitalized with pneumonia and severe sepsis. Crit Care Med 2003; 31(2): 367–373
[342] Pérez J, Dellinger RP. Other supportive therapies in sepsis. Intensive Care Med 2001; 27 (Suppl. 1): S116–S127
[343] Cade JF. High risk of the critically ill for venous thromboembolism. Crit Care Med 1982; 10 (7): 448–450
[344] Belch JJ, Lowe GD, Ward AG et al. Prevention of deep vein thrombosis in medical patients by low-dose heparin. Scott Med J 1981; 26(2): 115–117

[386] Brook AD, Ahrens TS, Schaiff R et al. Effect of a nursing-implemented sedation protocol on the duration of mechanical ventilation. Crit Care Med 1999; 27(12): 2609 – 2915

[387] Kress JP, Pohlman AS, O'Connor MF et al. Daily interruption of sedative infusions in critically ill patients undergoing mechanical ventilation. N Engl J Med 2000; 342(20): 1471 – 1477

[388] Martin J, Bäsell K, Bürkle H et al. Analgesie und Sedierung in der Intensivmedizin – Kurzversion. Anästhesiol Intensivmed 2005; 1: S1 – S20

[389] Payen JF, Bru O, Bosson JL et al. Assessing pain in critically ill sedated patients by using a behavioral pain scale. Crit Care Med 2001; 29(12): 2258 – 2263

[390] Richman PS, Baram D, Varela M et al. Sedation during mechanical ventilation: a trial of benzodiazepine and opiate in combination. Crit Care Med 2006; 34(5): 1395 – 1401

[391] Wagner RL, White PF, Kan PB et al. Inhibition of adrenal steroidogenesis by the anesthetic etomidate. N Engl J Med 1984; 310(22): 1415 – 1421

[392] den Brinker M, Joosten KF, Liem O et al. Adrenal insufficiency in meningococcal sepsis: bioavailable cortisol levels and impact of interleukin-6 levels and intubation with etomidate on adrenal function and mortality. J Clin Endocrinol Metab 2005; 90(9): 5110 – 5117

[393] Malerba G, Romano-Girard F, Cravoisy A et al. Risk factors of relative adrenocortical deficiency in intensive care patients needing mechanical ventilation. Intensive Care Med 2005; 31(3): 388 – 392

[394] Ray DC, McKeown DW. Effect of induction agent on vasopressor and steroid use, and outcome in patients with septic shock. Crit Care 2007; 11(3): R56

[395] Rossiter A, Souney PF, McGowan S et al. Pancuronium-induced prolonged neuromuscular blockade. Crit Care Med 1991; 19(12): 1583 – 1587

[396] Partridge BL, Abrams JH, Bazemore C et al. Prolonged neuromuscular blockade after long-term infusion of vecuronium bromide in the intensive care unit. Crit Care Med 1990; 18 (10): 1177 – 1179

[397] Vanderheyden BA, Reynolds HN, Gerold KB et al. Prolonged paralysis after long-term vecuronium infusion. Crit Care Med 1992; 20(2): 304 – 307

[398] Meyer KC, Prielipp RC, Grossman JE et al. Prolonged weakness after infusion of atracurium in two intensive care unit patients. Anesth Analg 1994; 78(4): 772 – 774

[399] Manthous CA, Chatila W. Prolonged weakness after the withdrawal of atracurium. Am J Respir Crit Care Med 1994; 150(5 Pt 1): 1441 – 1443

[400] Prielipp RC, Coursin DB, Scuderi PE et al. Comparison of the infusion requirements and recovery profiles of vecuronium and cisatracurium 51W89 in intensive care unit patients. Anesth Analg 1995; 81(1): 3 – 12

[401] Lagneau F, D'Honneur G, Plaud B et al. A comparison of two depths of prolonged neuromuscular blockade induced by cisatracurium in mechanically ventilated critically ill patients. Intensive Care Med 2002; 28(12): 1735 – 1741

[402] Heyland DK, Hopman W, Coo H et al. Long-term health-related quality of life in survivors of sepsis. Short Form 36: a valid and reliable measure of health-related quality of life. Crit Care Med 2000; 28(11): 3599 – 3605

[403] Korosec Jagodic H, Jagodic K, Podbregar M. Long-term outcome and quality of life of patients treated in surgical intensive care: a comparison between sepsis and trauma. Crit Care 2006; 10(5): R134

[404] Granja C, Dias C, Costa-Pereira A et al. Quality of life of survivors from severe sepsis and septic shock may be similar to that of others who survive critical illness. Crit Care 2004; 8(2): R91 – R98

[405] Bolton CF, Gilbert JJ, Hahn AF et al. Polyneuropathy in critically ill patients. J Neurol Neurosurg Psychiatry 1984; 47(11): 1223 – 1231

[406] Tepper M, Rakic S, Haas JA et al. Incidence and onset of critical illness polyneuropathy in patients with septic shock. Neth J Med 2000; 56(6): 211 – 214

[407] Schelling G. Post-traumatic stress disorder in somatic disease: lessons from critically ill patients. Prog Brain Res 2008; 167: 229 – 237

[408] Davydow DS, Gifford JM, Desai SV et al. Depression in general intensive care unit survivors: a systematic review. Intensive Care Med 2009; 35(5): 796 – 809

[409] Graf J, Doig GS, Cook DJ et al. Randomized, controlled clinical trials in sepsis: has methodological quality improved over time? Crit Care Med 2002; 30(2): 461 – 472